TYP 2 DIABETES-KOC HBUCH FÜR SENIOREN

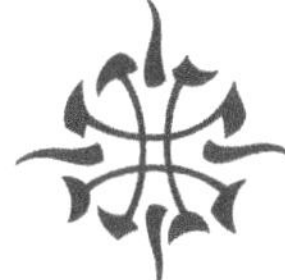

Low-Carb- und Low-Sugar-Rezepte

Peggy C. Valentine

URHEBERRECHTE

© [2024] by **Peggy C. Valentine**

INHALTSVERZEICHNIS

Kapitel 1:

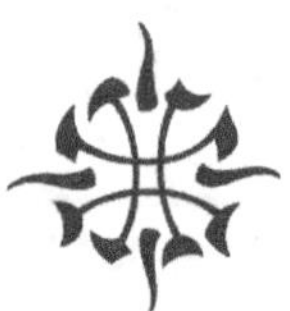

Diabetes und Ernährung verstehen

Diabetes ist eine chronische Erkrankung, die sich darauf auswirkt, wie Ihr Körper den Blutzuckerspiegel reguliert. Es tritt auf, wenn Ihr Körper entweder nicht genügend Insulin produziert oder nicht in der Lage ist, das von ihm produzierte Insulin effektiv zu nutzen. Die richtige Ernährung spielt eine entscheidende Rolle bei der Behandlung von Diabetes und der Aufrechterhaltung eines gesunden Blutzuckerspiegels.

Um Diabetes und Ernährung zu verstehen, ist es wichtig, das Konzept der Kohlenhydrate zu verstehen. Kohlenhydrate sind die Hauptenergiequelle unserer Ernährung und haben einen erheblichen Einfluss auf den Blutzuckerspiegel. Wenn wir Kohlenhydrate zu uns nehmen, werden diese in Glukose zerlegt, die dann in den Blutkreislauf aufgenommen wird und den Blutzuckerspiegel erhöht. Aus diesem Grund ist die Überwachung der Kohlenhydrataufnahme für Menschen mit Diabetes von entscheidender Bedeutung.

Es gibt drei Hauptarten von Kohlenhydraten: Zucker, Stärke und Ballaststoffe. Zucker kommt natürlicherweise in Obst, Gemüse und Milchprodukten sowie in zugesetztem Zucker in verarbeiteten Lebensmitteln vor. Stärke kommt in Lebensmitteln wie Brot, Nudeln, Reis und Kartoffeln vor. Ballaststoffe hingegen sind Kohlenhydrate, die der Körper nicht verdauen kann. Es hilft, den Blutzuckerspiegel zu regulieren, fördert die Gesundheit des Verdauungssystems und trägt zu einem Sättigungsgefühl bei.

Bei der Planung von Mahlzeiten zur Diabetesbehandlung ist es wichtig, sich auf den Verzehr einer ausgewogenen Mischung aus Kohlenhydraten, mageren Proteinen und gesunden Fetten zu konzentrieren. Dies hilft, den Blutzuckerspiegel zu stabilisieren und liefert wichtige Nährstoffe für das allgemeine Wohlbefinden. Auch bei der Behandlung von Diabetes ist die Portionskontrolle von entscheidender Bedeutung. Die Überwachung der Nahrungsmenge, die Sie zu sich nehmen, und die Verteilung der Mahlzeiten über den Tag verteilt können dazu beitragen, Blutzuckerspitzen vorzubeugen.

Neben Kohlenhydraten spielen auch Proteine und Fette eine Rolle bei der Diabetesbehandlung. Proteine, die in Quellen wie magerem Fleisch, Geflügel, Fisch, Tofu und Hülsenfrüchten enthalten sind, helfen beim Aufbau und der Reparatur von Gewebe im Körper. Gesunde Fette, wie sie beispielsweise in Avocados, Nüssen, Samen und Olivenöl enthalten sind, sind wichtig für die Herzgesundheit und können zur Verbesserung der Insulinsensitivität beitragen.

Es ist erwähnenswert, dass Kohlenhydrate zwar den direktesten Einfluss auf den Blutzuckerspiegel haben, die Gesamtqualität Ihrer Ernährung jedoch für die Behandlung von Diabetes wichtig ist. Durch die Einbeziehung einer Vielzahl nährstoffreicher Lebensmittel wie buntes Obst und Gemüse, Vollkornprodukte und fettarme Milchprodukte kann eine Reihe von Vitaminen, Mineralien und Antioxidantien bereitgestellt werden. Diese Nährstoffe unterstützen die allgemeine Gesundheit und tragen dazu bei, das Risiko von Komplikationen im Zusammenhang mit Diabetes zu verringern.

Zusammenfassend lässt sich sagen, dass es zum Verständnis von Diabetes und Ernährung erforderlich ist, den Einfluss von Kohlenhydraten auf den Blutzuckerspiegel zu erkennen und einen ausgewogenen Ansatz bei der Essensplanung zu verfolgen. Es ist wichtig, die Kohlenhydrataufnahme zu überwachen, die Portionen zu kontrollieren und eine Mischung aus Kohlenhydraten, Proteinen und gesunden Fetten zu sich zu nehmen. Darüber hinaus kann die Konzentration auf nährstoffreiche Lebensmittel wichtige Vitamine und Mineralien für das allgemeine Wohlbefinden liefern. Indem Menschen mit Diabetes auf ihre Ernährung achten und fundierte Ernährungsentscheidungen treffen, können sie ihre Erkrankung wirksam in den Griff bekommen und einen gesünderen Lebensstil führen.

Tipps zum Umgang mit Diabetes durch Ernährung

Der Umgang mit Diabetes durch Ernährung ist der Schlüssel zur Aufrechterhaltung eines stabilen Blutzuckerspiegels und der allgemeinen Gesundheit. Durch die Übernahme gesunder Ernährungsgewohnheiten können Menschen mit Diabetes ihre Erkrankung wirksam in den Griff bekommen und das Risiko von Komplikationen verringern. Hier sind einige praktische Tipps, die Ihnen bei der Diabetesbewältigung durch Ernährung helfen:

1. Kohlenhydratzählung: Es ist wichtig, die Menge und Art der Kohlenhydrate in Ihren Mahlzeiten zu kennen. Arbeiten Sie mit einem registrierten Ernährungsberater oder Diabetesberater zusammen, um das Kohlenhydratzählen zu erlernen, bei dem es darum geht, die von Ihnen aufgenommenen Gramm

Kohlenhydrate im Auge zu behalten. Dadurch können Sie fundierte Entscheidungen über Portionsgrößen treffen und die Kohlenhydrate gleichmäßig über den Tag verteilen.

2. Wählen Sie komplexe Kohlenhydrate: Entscheiden Sie sich für komplexe Kohlenhydrate wie Vollkornprodukte, Hülsenfrüchte und Gemüse, da diese mehr Ballaststoffe enthalten und die Verdauung länger dauert. Dies führt zu einem langsameren und allmählicheren Anstieg des Blutzuckerspiegels, was zu anhaltender Energie und einer besseren Blutzuckerkontrolle führt.

3. Nehmen Sie magere Proteine zu sich: Integrieren Sie magere Proteine in Ihre Mahlzeiten, z. B. hautloses Geflügel, Fisch, Tofu, Eier und Hülsenfrüchte. Proteine helfen, den Blutzuckerspiegel zu stabilisieren, fördern das Sättigungsgefühl und tragen zur Muskelgesundheit bei.

4. Betonen Sie gesunde Fette: Gesunde Fette wie Avocados, Nüsse, Samen und Olivenöl wirken sich positiv auf die Herzgesundheit aus und können zur Verbesserung der Insulinsensitivität beitragen. Aufgrund ihres hohen Kaloriengehalts ist es jedoch wichtig, diese in Maßen zu sich zu nehmen.

5. Üben Sie die Portionskontrolle: Achten Sie auf die Portionsgrößen, um übermäßiges Essen und Blutzuckerspitzen zu vermeiden. Verwenden Sie Messbecher, eine Lebensmittelwaage oder visuelle Hinweise, um sicherzustellen, dass die Portionsgrößen für verschiedene Lebensmittelgruppen angemessen sind.

6. Essen Sie regelmäßig und ausgewogen: Richten Sie eine Routine ein, indem Sie über den Tag verteilt drei ausgewogene Mahlzeiten mit Snacks nach Bedarf zu sich nehmen. Eine zeitliche Abstände zwischen den Mahlzeiten trägt dazu bei, den

Blutzuckerspiegel stabil zu halten und verhindert extreme Schwankungen.

7. Bleiben Sie hydriert: Trinken Sie den ganzen Tag über viel Wasser, um hydriert zu bleiben und die allgemeine Gesundheit zu unterstützen. Vermeiden Sie zuckerhaltige Getränke und entscheiden Sie sich für Wasser, ungesüßten Tee oder angereichertes Wasser.

8. Lebensmitteletiketten lesen: Achten Sie auf Lebensmitteletiketten und Zutatenlisten, um zugesetzten Zucker zu erkennen und fundierte Entscheidungen zu treffen. Wählen Sie Lebensmittel mit minimaler Verarbeitung und vermeiden Sie Lebensmittel mit hohem Zuckerzusatz, ungesunden Fetten und Natrium.

9. Integrieren Sie körperliche Aktivität: Regelmäßige Bewegung ist ein wichtiger Bestandteil der Diabetesbehandlung. Körperliche Aktivität trägt zur Verbesserung der Insulinsensitivität bei, fördert die Gewichtskontrolle und trägt zur allgemeinen Herz-Kreislauf-Gesundheit bei. Streben Sie mindestens 150 Minuten Aerobic-Übungen mittlerer Intensität pro Woche an, z. B. zügiges Gehen, Radfahren oder Schwimmen, zusammen mit Krafttraining.

10. Überwachen Sie den Blutzuckerspiegel: Überprüfen Sie Ihren Blutzuckerspiegel regelmäßig mit einem Blutzuckermessgerät oder einem System zur kontinuierlichen Glukoseüberwachung. Dies hilft Ihnen zu verstehen, wie Ihr Körper auf verschiedene Nahrungsmittel reagiert, und ermöglicht es Ihnen, Ihre Ernährung und Medikamente bei Bedarf anzupassen.

11. Suchen Sie professionelle Beratung: Die Zusammenarbeit mit einem registrierten Ernährungsberater oder Diabetesberater kann

individuelle Beratung und Unterstützung bieten. Sie können Ihnen dabei helfen, einen auf Ihre spezifischen Bedürfnisse zugeschnittenen Ernährungsplan zu erstellen, Sie über die Behandlung von Diabetes aufzuklären und auf alle Bedenken und Herausforderungen einzugehen, mit denen Sie möglicherweise konfrontiert sind.

Wesentliche Zutaten für diabetesfreundliches Kochen

Durch das Kochen zu Hause haben Diabetiker eine bessere Kontrolle über ihre Mahlzeiten und können gesündere Entscheidungen treffen. Indem Sie Ihre Speisekammer und Ihren Kühlschrank mit diabetesfreundlichen Zutaten füllen, können Sie köstliche und nahrhafte Mahlzeiten zubereiten, die einen stabilen Blutzuckerspiegel unterstützen. Hier sind einige wesentliche Zutaten für diabetesfreundliches Kochen:

1. Vollkorn: Wählen Sie Vollkornprodukte wie braunen Reis, Quinoa, Vollkornnudeln und Vollkornbrot. Diese sind ballaststoffreicher und haben einen niedrigeren glykämischen Index, was zur Regulierung des Blutzuckerspiegels beiträgt.

2. Hülsenfrüchte: Integrieren Sie Hülsenfrüchte wie Linsen, Kichererbsen und schwarze Bohnen in Ihre Mahlzeiten. Sie sind ausgezeichnete Quellen für pflanzliches Protein, reich an Ballaststoffen und haben einen minimalen Einfluss auf den Blutzuckerspiegel.

3. Magere Proteine: Entscheiden Sie sich für magere Proteinquellen wie hautloses Geflügel, Fisch, Tofu und Eier. Sie liefern wichtige Nährstoffe, ohne Ihren Mahlzeiten übermäßig viel Fett oder Kohlenhydrate hinzuzufügen.

4. Nicht stärkehaltiges Gemüse: Füllen Sie Ihren Teller mit nicht stärkehaltigem Gemüse wie Blattgemüse, Brokkoli, Blumenkohl, Paprika und Zucchini. Dieses Gemüse ist kohlenhydrat- und kalorienarm und gleichzeitig reich an Vitaminen, Mineralien und Ballaststoffen.

5. Gesunde Fette: Wählen Sie Quellen für gesunde Fette, darunter Avocados, Nüsse (wie Mandeln, Walnüsse und Pistazien), Samen (wie Chiasamen und Leinsamen) und Olivenöl. Diese Fette tragen zur Herzgesundheit bei und helfen, die Insulinsensitivität aufrechtzuerhalten.

6. Kräuter und Gewürze: Verbessern Sie den Geschmack Ihrer Gerichte mit Kräutern und Gewürzen, anstatt sich auf übermäßig viel Salz, Zucker oder ungesunde Soßen zu verlassen. Experimentieren Sie mit Optionen wie Basilikum, Oregano, Zimt, Kurkuma und Knoblauch, um Ihren Mahlzeiten Tiefe und Geschmack zu verleihen.

7. Gewürze mit niedrigem Natriumgehalt: Verwenden Sie natriumarme Alternativen, um Ihrem Essen Geschmack zu verleihen, wie z. B. natriumarme Sojasauce, Essig, Zitronensaft und Kräuter. Die Begrenzung der Natriumaufnahme ist wichtig für die Kontrolle des Blutdrucks und der allgemeinen Herz-Kreislauf-Gesundheit.

8. Gewürze mit wenig Zucker: Wählen Sie Gewürze, die wenig zugesetzten Zucker enthalten, wie Senf, scharfe Soße, Salsa und zuckerfreie Salatdressings. Seien Sie vorsichtig bei Ketchup, Barbecue-Sauce und gesüßten Saucen, da diese oft große Mengen an zugesetztem Zucker enthalten.

9. Zuckerersatzstoffe: Wenn Sie Ihre Gerichte oder Getränke süßen müssen, denken Sie über die Verwendung von

Zuckerersatzstoffen wie Stevia, Erythrit oder Mönchsfruchtextrakt nach. Diese Optionen sorgen für Süße, ohne dass es zu einem signifikanten Anstieg des Blutzuckerspiegels kommt.

10. Fettarme Milchalternativen: Wenn Sie Milchalternativen bevorzugen, wählen Sie fettarme Optionen wie ungesüßte Mandelmilch, Kokosmilch oder griechischen Joghurt. Diese Optionen enthalten weniger Kalorien und Kohlenhydrate im Vergleich zu ihren vollfetten Gegenstücken.

11. Frisches Obst: Genießen Sie in Maßen eine Vielzahl frischer Früchte wie Beeren, Äpfel, Zitrusfrüchte und Melonen. Diese Früchte enthalten im Vergleich zu tropischen Früchten wie Bananen und Ananas weniger Zucker und mehr Ballaststoffe.

Indem Sie diese wichtigen Zutaten immer zur Hand haben, können Sie eine vielfältige Auswahl an diabetesfreundlichen Mahlzeiten zubereiten, die sowohl nahrhaft als auch lecker sind. Denken Sie daran, sich bei der Zubereitung Ihrer Gerichte auf Portionskontrolle und Ausgewogenheit zu konzentrieren und wenden Sie sich an einen Arzt oder einen registrierten Ernährungsberater, um eine individuelle Beratung zu erhalten, die auf Ihre spezifischen Ernährungsbedürfnisse zugeschnitten ist.

Kochtechniken für gesunde Mahlzeiten

Kochtechniken spielen eine entscheidende Rolle bei der Zubereitung gesunder Mahlzeiten. Durch die Wahl der richtigen Methoden können Sie den Nährwert Ihrer Zutaten maximieren und gleichzeitig den Bedarf an zugesetzten Fetten und Zuckern minimieren. Hier sind einige Kochtechniken, die eine gesunde Ernährung fördern:

1. Grillen und Grillen: Grillen und Grillen sind hervorragende Techniken zum Garen magerer Proteine wie Hühnchen, Fisch und Gemüse. Diese Methoden lassen überschüssiges Fett abtropfen, was zu geschmackvollen, fettarmen Gerichten führt.

2. Dämpfen: Dämpfen ist eine schonende Garmethode, die dabei hilft, die Nährstoffe in Gemüse, Fisch und Schalentieren zu erhalten. Dabei werden Speisen über kochendem Wasser gegart, entweder in einem Dampfkorb oder einem abgedeckten Topf, wodurch zarte und lebendige Gerichte entstehen, ohne dass zusätzliche Fette erforderlich sind.

3. Backen und Braten: Backen und Braten sind Garmethoden mit trockener Hitze, bei denen Heißluft zum Garen von Speisen verwendet wird. Sie eignen sich hervorragend für Fleisch, Geflügel, Fisch und Gemüse. Verwenden Sie ein mit Backpapier ausgelegtes Backblech oder eine Bratpfanne, um den Bedarf an zusätzlichen Ölen oder Fetten zu minimieren.

4. Pfannenrühren: Beim Pfannenrühren werden kleine Lebensmittelstücke in einer kleinen Menge Öl bei starker Hitze schnell gegart. Es ist eine großartige Technik zum Kochen von Gemüse, magerem Eiweiß und Tofu, da dabei die Farbe, Textur und Nährstoffe der Zutaten erhalten bleiben.

5. Sautieren: Beim Sautieren werden Speisen in einer kleinen Menge Öl oder Kochspray bei mittlerer bis hoher Hitze gegart. Es handelt sich um eine schnelle und einfache Technik, die sich gut für Gemüse, mageres Fleisch und Meeresfrüchte eignet. Entscheiden Sie sich für gesündere Öle wie Olivenöl oder Rapsöl und verwenden Sie diese sparsam.

6. Pochieren: Pochieren ist eine schonende Garmethode, bei der Lebensmittel in Flüssigkeit wie Wasser oder Brühe gekocht

werden. Es wird häufig zum Kochen von Eiern, Fisch und Hähnchenbrust verwendet und ergibt zarte und saftige Gerichte, ohne dass zusätzliche Fette erforderlich sind.

7. Blanchieren: Beim Blanchieren wird Gemüse oder Obst schnell gekocht und dann sofort in Eiswasser gegeben, um den Kochvorgang zu stoppen. Diese Technik trägt dazu bei, die Farbe, Textur und Nährstoffe der Zutaten zu bewahren und sie attraktiver und nahrhafter zu machen.

8. Maischen und Pürieren: Maischen und Pürieren sind Techniken, die häufig für Obst, Gemüse und Hülsenfrüchte verwendet werden. Sie erzeugen glatte und cremige Texturen, ohne dass zusätzliche Fette oder Zucker erforderlich sind. Erwägen Sie die Verwendung einer Küchenmaschine oder eines Mixers, um die gewünschte Konsistenz zu erreichen.

9. Marinieren: Beim Marinieren werden Lebensmittel in einer aromatischen Flüssigkeit, beispielsweise einer Mischung aus Kräutern, Gewürzen und Zitrussaft, eingeweicht. Diese Technik verbessert den Geschmack und die Zartheit von Fleisch, Geflügel, Fisch und Tofu, ohne übermäßig viel Fett oder Natrium hinzuzufügen.

10. Verwendung von Kräutern und Gewürzen: Die Einbeziehung von Kräutern und Gewürzen in Ihre Küche verleiht Ihrem Gericht mehr Geschmack, ohne auf übermäßig viel Salz, Zucker oder ungesunde Soßen angewiesen zu sein. Experimentieren Sie mit verschiedenen Kombinationen, um den Geschmack Ihrer Gerichte zu verbessern.

Denken Sie daran, dass die oben genannten Kochtechniken nur einige Beispiele sind. Probieren Sie gerne andere Methoden aus und experimentieren Sie mit ihnen, die Ihren Vorlieben und

Ernährungsbedürfnissen entsprechen. Durch die Wahl gesünderer Kochtechniken können Sie köstliche und nahrhafte Mahlzeiten für sich und Ihre Lieben zubereiten.

Essensplanung und Portionskontrolle für Senioren

Essensplanung und Portionskontrolle sind für Senioren unerlässlich, um sicherzustellen, dass sie die richtige Ernährung erhalten und gleichzeitig ein gesundes Gewicht halten. Mit zunehmendem Alter kann sich unser Nährstoffbedarf ändern und die Portionskontrolle wird immer wichtiger, um übermäßiges Essen zu verhindern. Hier sind einige Tipps für eine effektive Essensplanung und Portionskontrolle für Senioren:

1. Konsultieren Sie einen Arzt oder einen registrierten Ernährungsberater: Bevor Sie wesentliche Änderungen an Ihrer Ernährung vornehmen, ist es ratsam, einen Arzt oder einen registrierten Ernährungsberater zu konsultieren. Sie können Ihre spezifischen Ernährungsbedürfnisse beurteilen, etwaige Erkrankungen oder Ernährungseinschränkungen berücksichtigen und individuelle Beratung bieten.

2. Erstellen Sie einen ausgewogenen Ernährungsplan: Planen Sie Ihre Mahlzeiten so, dass sie eine Vielzahl nährstoffreicher Lebensmittel aus allen Lebensmittelgruppen enthalten. Konzentrieren Sie sich auf die Einbeziehung magerer Proteine, Vollkornprodukte, Obst, Gemüse und gesunder Fette. Streben Sie drei ausgewogene Mahlzeiten pro Tag an, mit Snacks nach Bedarf.

3. Berücksichtigen Sie Ihren Kalorienbedarf: Da sich der Stoffwechsel mit zunehmendem Alter tendenziell verlangsamt, ist es wichtig, Ihre Kalorienzufuhr entsprechend anzupassen. Bestimmen Sie basierend auf Ihrem Aktivitätsniveau und Ihren

individuellen Bedürfnissen mit Hilfe eines Arztes oder eines registrierten Ernährungsberaters einen geeigneten Kalorienbereich.

4. Auf Portionsgrößen achten: Achten Sie auf die Portionsgrößen, um übermäßiges Essen zu vermeiden. Verwenden Sie Messbecher, eine Lebensmittelwaage oder visuelle Hinweise, um die richtige Portionsgröße sicherzustellen. Achten Sie auf energiereiche Lebensmittel wie Öle, Nüsse und Samen, da diese kalorienreich sind und in Maßen verzehrt werden sollten.

5. Nehmen Sie proteinreiche Lebensmittel zu sich: Protein ist wichtig für den Erhalt der Muskelmasse und die allgemeine Gesundheit. Nehmen Sie magere Proteinquellen wie Geflügel ohne Haut, Fisch, mageres Fleisch, Eier, Hülsenfrüchte und Tofu in Ihre Mahlzeiten auf.

6. Konzentrieren Sie sich auf Ballaststoffe: Eine ausreichende Ballaststoffaufnahme ist wichtig für die Gesundheit des Verdauungssystems und kann helfen, Verstopfung vorzubeugen. Wählen Sie Vollkornprodukte wie Vollkornbrot, braunen Reis und Quinoa sowie viel Obst und Gemüse. Diese ballaststoffreichen Lebensmittel können dazu beitragen, dass Sie sich länger satt fühlen.

7. Flüssigkeitszufuhr: Vergessen Sie nicht, ausreichend Flüssigkeit zu sich zu nehmen. Mit zunehmendem Alter kann unser Durstgefühl nachlassen, daher ist es wichtig, den ganzen Tag über bewusst genug Wasser zu trinken. Versuchen Sie, täglich mindestens 8 Tassen (64 Unzen) Flüssigkeit zu sich zu nehmen, sofern Ihr Arzt Ihnen nichts anderes empfiehlt.

8. Kochen und bereiten Sie Mahlzeiten im Voraus zu: Um die Essenszeit zu erleichtern, sollten Sie überlegen, Mahlzeiten im

Voraus zu kochen und zuzubereiten. Planen und kochen Sie größere Mengen gesunder Mahlzeiten, portionieren Sie sie in einzelne Behälter und bewahren Sie sie zur späteren Verwendung im Kühlschrank oder Gefrierschrank auf. Auf diese Weise stehen Ihnen nahrhafte Mahlzeiten zur Verfügung, wodurch die Versuchung verringert wird, auf weniger gesunde Optionen zu setzen.

9. Achten Sie auf die Natriumaufnahme: Eine übermäßige Natriumaufnahme kann zu Bluthochdruck und anderen Gesundheitsproblemen führen. Begrenzen Sie den Verzehr von verarbeiteten und verpackten Lebensmitteln, die häufig einen hohen Natriumgehalt enthalten. Würzen Sie Ihre Gerichte stattdessen mit Kräutern, Gewürzen und anderen Aromen, um den Bedarf an zusätzlichem Salz zu reduzieren.

10. Hören Sie auf Ihren Körper: Achten Sie auf die Hunger- und Sättigungssignale Ihres Körpers. Essen Sie langsam und hören Sie auf zu essen, wenn Sie sich satt fühlen, und nicht übermäßig satt. Es ist wichtig, Ihren Körper angemessen zu ernähren, ohne zu viel zu essen.

Kapitel 2:

Rührei-Gemüse-Pfanne:

Zubereitungszeit: 10 Minuten

Kochzeit: 15 Minuten

Portionen: 2

Zutaten:

- 4 große Eier

- 1 Esslöffel Olivenöl

- 1/2 Tasse gewürfelte Paprika (jede Farbe, die Sie bevorzugen)

- 1/4 Tasse gewürfelte Zwiebeln

- 1/4 Tasse geschnittene Champignons

- 1/4 Tasse gehackter Spinat

- Salz und Pfeffer nach Geschmack

- Optional: mit geriebenem fettarmen Käse bestreuen

Richtungen:

1. In einer Schüssel die Eier verquirlen, bis sie gut verquirlt sind. Beiseite legen.

2. Das Olivenöl in einer Pfanne bei mittlerer Hitze erhitzen.

3. Die gewürfelten Paprikaschoten, Zwiebeln und Pilze in die Pfanne geben. Etwa 3-4 Minuten anbraten, bis das Gemüse weich ist.

4. Den gehackten Spinat in die Pfanne geben und eine weitere Minute kochen lassen, bis er zusammengefallen ist.

5. Gießen Sie die geschlagenen Eier in die Pfanne und rühren Sie die Mischung vorsichtig mit einem Spatel um.

6. Kochen und rühren Sie die Eier und das Gemüse weiter, bis die Eier vollständig gekocht sind und die gewünschte Konsistenz erreicht haben.

7. Mit Salz und Pfeffer abschmecken.

8. Streuen Sie nach Belieben eine kleine Menge geriebenen fettarmen Käse darüber und lassen Sie ihn eine Minute lang schmelzen.

9. Vom Herd nehmen und heiß servieren.

Nährwert (pro Portion):

- Kalorien: 210

- Protein: 14g

- Fett: 15g

- Kohlenhydrate: 6g

- Ballaststoffe: 2g

Vollkornpfannkuchen mit frischen Beeren:

Zubereitungszeit: 10 Minuten

Kochzeit: 15 Minuten

Portionen: 4 (2 Pfannkuchen pro Portion)

Zutaten:

- 1 Tasse Vollkornmehl

- 1 Esslöffel Backpulver

- 1 Esslöffel Zucker oder alternativer Süßstoff

- 1/4 Teelöffel Salz

- 1 Tasse fettarme Milch

- 1 großes Ei

- 1 Esslöffel Pflanzenöl

- Frische Beeren (z. B. Erdbeeren, Blaubeeren oder Himbeeren) zum Garnieren

Richtungen:

1. In einer großen Rührschüssel Vollkornmehl, Backpulver, Zucker und Salz verrühren.

2. In einer separaten Schüssel Milch, Ei und Pflanzenöl verrühren.

3. Die feuchten Zutaten zu den trockenen Zutaten gießen und verrühren, bis alles gut vermischt ist. Achten Sie darauf, nicht zu viel zu mischen. ein paar Klumpen sind in Ordnung.

4. Erhitzen Sie eine beschichtete Bratpfanne oder Grillplatte bei mittlerer Hitze und fetten Sie sie leicht mit Kochspray oder einer kleinen Menge Pflanzenöl ein.

5. Gießen Sie für jeden Pfannkuchen 1/4 Tasse des Pfannkuchenteigs in die Pfanne. Kochen, bis sich auf der Oberfläche Blasen bilden, dann umdrehen und auf der anderen Seite goldbraun braten.

6. Wiederholen Sie den Vorgang mit dem restlichen Teig.

7. Die Pfannkuchen heiß servieren, garniert mit frischen Beeren.

Nährwerte (pro Portion, ohne Toppings):

- Kalorien: 180

- Protein: 7g

- Fett: 5g

- Kohlenhydrate: 28g

- Faser: 4g

Haferflocken mit Zimt und Walnüssen:

Zubereitungszeit: 5 Minuten

Kochzeit: 10 Minuten

Portionen: 2

Zutaten:

- 1 Tasse altmodische Haferflocken

- 2 Tassen Wasser

- 1/2 Teelöffel gemahlener Zimt

- 1/4 Tasse gehackte Walnüsse

- Optional: etwas Honig oder Ahornsirup für die Süße

Richtungen:

1. In einem Topf das Wasser zum Kochen bringen.

2. Haferflocken einrühren und die Hitze auf mittlere bis niedrige Stufe reduzieren.

3. Kochen Sie die Haferflocken unter gelegentlichem Rühren etwa 5 Minuten lang, bis sie die gewünschte Konsistenz erreicht haben.

4. Vom Herd nehmen und den gemahlenen Zimt unterrühren.

5. Die Haferflocken auf Schüsseln verteilen und mit gehackten Walnüssen bestreuen.

6. Für noch mehr Süße mit einer kleinen Menge Honig oder Ahornsirup beträufeln, falls gewünscht.

7. Heiß servieren.

Nährwert (pro Portion):

- Kalorien: 220

- Protein: 6g

- Fett: 10g

- Kohlenhydrate: 28g

- Ballaststoffe: 5 g

Griechisches Joghurtparfait mit gemischten Früchten:

Zubereitungszeit: 5 Minuten

Portionen: 1

Zutaten:

- 1/2 Tasse griechischer Joghurt (natur oder aromatisiert)

- 1/4 Tasse gemischte Beeren (z. B. Erdbeeren, Blaubeeren oder Himbeeren)

- 1 Esslöffel gehackte Nüsse (z. B. Mandeln oder Walnüsse)

- Optional: etwas Honig oder eine Prise Zimt für zusätzliche Süße

Richtungen:

1. In ein Glas oder eine Schüssel die Hälfte des griechischen Joghurts schichten.

2. Die Hälfte der gemischten Beeren auf den Joghurt geben.

3. Die Hälfte der gehackten Nüsse über die Beeren streuen.

4. Wiederholen Sie die Schichten mit dem restlichen Joghurt, den gemischten Beeren und den gehackten Nüssen.

5. Für noch mehr Süße mit einer kleinen Menge Honig beträufeln oder bei Bedarf mit einer Prise Zimt bestreuen.

6. Sofort servieren und genießen!

Nährwerte (pro Portion):

- Kalorien: 180

- Protein: 15g

- Fett: 6g

- Kohlenhydrate: 20g

- Faser: 3g

Gemüseomelett mit fettarmem Käse:

Zubereitungszeit: 10 Minuten

Kochzeit: 10 Minuten

Portionen: 1

Zutaten:

- 2 große Eier

- 1/4 Tasse gewürfelte Paprika (jede Farbe, die Sie bevorzugen)

- 1/4 Tasse gewürfelte Zwiebeln

- 1/4 Tasse geschnittene Champignons

- 1/4 Tasse gehackter Spinat

- 1/4 Tasse geriebener fettarmer Käse (wie Cheddar oder Mozzarella)

- Salz und Pfeffer nach Geschmack

- 1 Teelöffel Olivenöl oder Kochspray

Richtungen:

1. In einer Schüssel die Eier verquirlen, bis sie gut verquirlt sind. Beiseite legen.

2. Erhitzen Sie das Olivenöl oder Kochspray in einer beschichteten Pfanne bei mittlerer Hitze.

3. Die gewürfelten Paprikaschoten, Zwiebeln und Pilze in die Pfanne geben. Etwa 3-4 Minuten anbraten, bis das Gemüse weich ist.

4. Den gehackten Spinat in die Pfanne geben und eine weitere Minute kochen lassen, bis er zusammengefallen ist.

5. Das Gemüse aus der Pfanne nehmen und beiseite stellen.

6. Reduzieren Sie die Hitze auf eine niedrige Stufe und geben Sie die geschlagenen Eier in die Pfanne. Schwenken Sie die Pfanne, um die Eier gleichmäßig zu verteilen.

7. Kochen Sie die Eier eine Minute lang oder bis die Ränder fest werden.

8. Streuen Sie das gekochte Gemüse und den geriebenen fettarmen Käse gleichmäßig über eine Hälfte des Omeletts.

9. Falten Sie die andere Hälfte des Omeletts vorsichtig über die Füllung, sodass eine Halbmondform entsteht.

10. Kochen Sie noch eine Minute weiter oder bis der Käse geschmolzen und die Eier vollständig gekocht sind.

11. Mit Salz und Pfeffer abschmecken.

12. Das Omelett auf einen Teller geben und heiß servieren.

Nährwerte (pro Portion):

- Kalorien: 250

- Protein: 21g

- Fett: 14g

- Kohlenhydrate: 9g

- Ballaststoffe: 2g

Quinoa-Frühstücksbowl mit Mandeln und Beeren:

Zubereitungszeit: 10 Minuten

Kochzeit: 15 Minuten

Portionen: 2

Zutaten:

- 1/2 Tasse Quinoa

- 1 Tasse Wasser

- 1/4 Teelöffel Zimt

- 1/4 Tasse gehobelte Mandeln

- 1/2 Tasse gemischte Beeren (z. B. Erdbeeren, Blaubeeren oder Himbeeren)

- Optional: etwas Honig oder Ahornsirup für die Süße

Richtungen:

1. Spülen Sie die Quinoa gründlich unter kaltem Wasser ab.

2. In einem Topf das Wasser zum Kochen bringen. Die abgespülte Quinoa und den Zimt hinzufügen.

3. Reduzieren Sie die Hitze auf eine niedrige Stufe, decken Sie das Ganze ab und lassen Sie es etwa 15 Minuten köcheln, bis die Quinoa gar ist und das Wasser aufgesogen ist. Den Quinoa mit einer Gabel auflockern.

4. Den gekochten Quinoa auf Schüsseln verteilen.

5. Belegen Sie jede Schüssel mit gehobelten Mandeln und gemischten Beeren.

6. Für noch mehr Süße mit einer kleinen Menge Honig oder Ahornsirup beträufeln, falls gewünscht.

7. Warm servieren.

Nährwert (pro Portion):

- Kalorien: 230

- Protein: 9g

- Fett: 8g

- Kohlenhydrate: 32g

- Faser: 6g

Avocado-Toast mit pochiertem Ei:

Zubereitungszeit: 10 Minuten

Kochzeit: 5 Minuten

Portionen: 2

Zutaten:

- 2 Scheiben Vollkornbrot

- 1 reife Avocado

- Saft von 1/2 Zitrone

- Salz und Pfeffer nach Geschmack

- 2 große Eier

- Optionale Toppings: Tomatenscheiben, rote Paprikaflocken oder frische Kräuter

Richtungen:

1. Die Vollkornbrotscheiben goldbraun rösten.

2. Während das Brot röstet, die Avocado halbieren, den Kern entfernen und das Fruchtfleisch in eine Schüssel geben.

3. Zitronensaft, Salz und Pfeffer zur Avocado geben und mit einer Gabel glatt und cremig zerdrücken.

4. In einem Topf Wasser zum Kochen bringen. Fügen Sie einen Teelöffel Essig hinzu (optional), damit die Eier ihre Form behalten.

5. Schlagen Sie jedes Ei in eine separate kleine Schüssel oder Auflaufform auf.

6. Erzeugen Sie im siedenden Wasser einen sanften Whirlpool und schieben Sie die Eier einzeln vorsichtig in die Mitte des Whirlpools. Pochieren Sie die Eier etwa 3-4 Minuten lang, bis das Eiweiß fest, das Eigelb aber noch weich ist.

7. Nehmen Sie die pochierten Eier mit einem Schaumlöffel aus dem Wasser und legen Sie sie auf ein Papiertuch, um überschüssiges Wasser abtropfen zu lassen.

8. Verteilen Sie die zerdrückte Avocado gleichmäßig auf jeder gerösteten Brotscheibe.

9. Belegen Sie jede Scheibe mit einem pochierten Ei.

10. Mit optionalen Toppings wie Tomatenscheiben, Paprikaflocken oder frischen Kräutern garnieren.

11. Bei Bedarf mit zusätzlichem Salz und Pfeffer würzen.

12. Sofort servieren.

Nährwert (pro Portion):

- Kalorien: 280

- Protein: 13g

- Fett: 16g

- Kohlenhydrate: 24g

- Faser: 8g

Chia-Samen-Pudding mit Mango:

Zubereitungszeit: 5 Minuten (plus Abkühlen über Nacht)

Portionen: 2

Zutaten:

- 1/4 Tasse Chiasamen

- 1 Tasse fettarme Milch (oder ungesüßte Mandelmilch für eine milchfreie Variante)

- 1 Esslöffel Honig oder Ahornsirup

- 1/2 Teelöffel Vanilleextrakt

- 1 reife Mango, gewürfelt

- Optionaler Belag: gehobelte Mandeln oder Kokosraspeln

Richtungen:

1. In einer Schüssel Chiasamen, Milch, Honig (oder Ahornsirup) und Vanilleextrakt vermischen. Gut umrühren, um sicherzustellen, dass die Chiasamen gleichmäßig verteilt sind.

2. Decken Sie die Schüssel ab und stellen Sie sie über Nacht oder mindestens 4 Stunden in den Kühlschrank, damit die Chiasamen die Flüssigkeit aufnehmen und eindicken können.

3. Vor dem Servieren den Chia-Pudding gut umrühren, um eventuelle Klumpen aufzulösen und eine glatte Konsistenz zu erreichen.

4. Den Chiasamen-Pudding auf Schüsseln oder Gläser verteilen.

5. Jede Portion mit gewürfelter Mango belegen.

6. Streuen Sie optional Toppings wie gehobelte Mandeln oder Kokosraspeln darüber, um ihm mehr Konsistenz und Geschmack zu verleihen.

7. Gekühlt servieren.

Nährwerte (pro Portion):

- Kalorien: 250

- Protein: 7g

- Fett: 9g

- Kohlenhydrate: 38g

- Faser: 16g

Spinat-Pilz-Frittata:

Zubereitungszeit: 10 Minuten

Kochzeit: 20 Minuten

Portionen: 4

Zutaten:

- 6 große Eier

- 1/4 Tasse fettarme Milch

- Salz und Pfeffer nach Geschmack

- 1 Esslöffel Olivenöl

- 1 Tasse geschnittene Champignons

- 2 Tassen frische Spinatblätter

- 1/4 Tasse gewürfelte Zwiebeln

- 1/4 Tasse geriebener Magerkäse (optional)

Richtungen:

1. Heizen Sie den Ofen auf 175 °C (350 °F) vor.

2. In einer Schüssel Eier, Milch, Salz und Pfeffer verquirlen, bis alles gut vermischt ist. Beiseite legen.

3. Erhitzen Sie das Olivenöl in einer ofenfesten Pfanne bei mittlerer Hitze.

4. Pilze, Zwiebeln und eine Prise Salz hinzufügen. Etwa 5 Minuten anbraten, bis die Pilze weich und die Zwiebeln glasig sind.

5. Geben Sie die Spinatblätter in die Pfanne und kochen Sie sie weitere 2–3 Minuten lang, bis sie zusammengefallen sind.

6. Gießen Sie die Eiermischung gleichmäßig über das Gemüse in der Pfanne.

7. Streuen Sie geriebenen Cheddar-Käse (falls verwendet) darüber.

8. Auf dem Herd 3-4 Minuten kochen, bis die Ränder der Frittata fest werden.

9. Schieben Sie die Pfanne in den vorgeheizten Ofen und backen Sie sie 10–12 Minuten lang oder bis die Eier vollständig gestockt sind und die Oberfläche leicht golden ist.

10. Nehmen Sie die Frittata aus dem Ofen und lassen Sie sie einige Minuten abkühlen, bevor Sie sie in Scheiben schneiden.

11. In Spalten schneiden und warm servieren.

Nährwert (pro Portion):

- Kalorien: 170

- Protein: 11g

- Fett: 11g

- Kohlenhydrate: 6g

- Ballaststoffe: 1g

Hüttenkäsepfannkuchen mit Blaubeersauce:

Zubereitungszeit: 10 Minuten

Kochzeit: 15 Minuten

Portionen: 2-3 (ergibt etwa 6 Pfannkuchen)

Zutaten:

- 1 Tasse Hüttenkäse

- 2 große Eier

- 1/4 Tasse Vollkornmehl

- 1 Esslöffel Honig oder Ahornsirup

- 1/2 Teelöffel Vanilleextrakt

- 1/2 Teelöffel Backpulver

- Prise Salz

- Butter oder Kochspray zum Einfetten der Pfanne

- Für die Blaubeersauce:

  - 1 Tasse frische oder gefrorene Blaubeeren

  - 1 Esslöffel Honig oder Ahornsirup

  - 1 Esslöffel Zitronensaft

  - 1/4 Tasse Wasser

Richtungen:

1. In einem Mixer oder einer Küchenmaschine Hüttenkäse, Eier, Mehl, Honig (oder Ahornsirup), Vanilleextrakt, Backpulver und Salz vermischen. Alles glatt rühren.

2. Erhitzen Sie eine beschichtete Pfanne oder Grillplatte bei mittlerer Hitze. Fetten Sie die Pfanne mit Butter oder Kochspray ein.

3. Gießen Sie für jeden Pfannkuchen etwa 1/4 Tasse des Pfannkuchenteigs in die heiße Pfanne. Kochen, bis sich auf der Oberfläche Blasen bilden, dann umdrehen und auf der anderen Seite goldbraun braten.

4. Wiederholen Sie den Vorgang mit dem restlichen Teig und geben Sie nach Bedarf mehr Butter oder Kochspray in die Pfanne.

5. Für die Blaubeersauce Blaubeeren, Honig (oder Ahornsirup), Zitronensaft und Wasser in einem kleinen Topf vermischen.

6. Die Mischung bei mittlerer Hitze zum Kochen bringen, dann die Hitze reduzieren und etwa 5 Minuten köcheln lassen, bis die Blaubeeren zerfallen und die Sauce leicht eindickt.

7. Vom Herd nehmen und die Sauce einige Minuten abkühlen lassen.

8. Servieren Sie die Hüttenkäse-Pfannkuchen mit einem Schuss Blaubeersauce darüber.

9. Warm genießen.

Nährwerte (pro Portion, ohne Soße):

- Kalorien: 210

- Protein: 19g

Fett: 7g

- Kohlenhydrate: 17g

- Ballaststoffe: 2g

Hinweis: Die angegebenen Nährwertangaben sind Richtwerte und können je nach den verwendeten Zutaten und Marken variieren.

Gebackene Haferflockenbecher mit Äpfeln und Rosinen:

Zubereitungszeit: 10 Minuten

Kochzeit: 25 Minuten

Portionen: 12 Tassen

Zutaten:

- 2 Tassen Haferflocken

- 1 Teelöffel Backpulver

- 1/2 Teelöffel Zimt

- 1/4 Teelöffel Salz

- 1 Tasse ungesüßtes Apfelmus

- 1/2 Tasse Milch (oder Mandelmilch für eine milchfreie Variante)

- 1/4 Tasse Ahornsirup oder Honig

- 1 Teelöffel Vanilleextrakt

- 1/2 Tasse gewürfelte Äpfel

- 1/4 Tasse Rosinen

Richtungen:

1. Heizen Sie den Ofen auf 175 °C (350 °F) vor. Eine Muffinform einfetten oder mit Silikon- oder Papierförmchen auslegen.

2. In einer großen Schüssel Haferflocken, Backpulver, Zimt und Salz vermischen.

3. Apfelmus, Milch, Ahornsirup (oder Honig) und Vanilleextrakt in die Schüssel geben. Rühren, bis alles gut vermischt ist.

4. Apfelwürfel und Rosinen unterheben.

5. Geben Sie die Haferflockenmischung in die vorbereitete Muffinform und füllen Sie jede Form zu etwa drei Vierteln.

6. 20–25 Minuten backen oder bis die Haferflockenschalen fest sind und oben leicht gebräunt sind.

7. Aus dem Ofen nehmen und einige Minuten in der Muffinform abkühlen lassen.

8. Stellen Sie die Haferflockenbecher vor dem Servieren auf einen Rost, um sie vollständig abzukühlen.

9. Reste bis zu 5 Tage in einem luftdichten Behälter im Kühlschrank aufbewahren.

10. Warm oder bei Zimmertemperatur servieren.

Nährwert (pro Tasse Haferflocken):

- Kalorien: 100

- Protein: 2g

- Fett: 1g

- Kohlenhydrate: 21g

- Ballaststoffe: 2g

Süßkartoffelhasch mit Putenwurst:

Zubereitungszeit: 10 Minuten

Kochzeit: 20 Minuten

Portionen: 4

Zutaten:

- 2 mittelgroße Süßkartoffeln, geschält und gewürfelt

- 1 Esslöffel Olivenöl

- 1/2 Tasse gewürfelte Zwiebel

- 2 Knoblauchzehen, gehackt

- 8 Unzen Putenwurst, Hüllen entfernt und zerbröckelt

- 1 Paprika, gewürfelt

- 1 Teelöffel Paprika

- 1/2 Teelöffel getrockneter Thymian

- Salz und Pfeffer nach Geschmack

- Optionale Beläge: gehackte frische Petersilie oder Frühlingszwiebeln

Richtungen:

1. Das Olivenöl in einer großen Pfanne bei mittlerer Hitze erhitzen.

2. Fügen Sie die gewürfelten Süßkartoffeln hinzu und kochen Sie sie etwa 5 Minuten lang, bis sie anfangen, weich zu werden.

3. Die gewürfelte Zwiebel und den gehackten Knoblauch in die Pfanne geben. Weitere 2 Minuten kochen, bis die Zwiebel glasig wird.

4. Schieben Sie die Süßkartoffelmischung auf eine Seite der Pfanne und geben Sie die zerbröckelte Putenwurst auf die andere Seite. Kochen Sie die Wurst, bis sie gebräunt und durchgegart ist, und zerkleinern Sie sie dabei mit einem Spatel.

5. Paprikawürfel, Paprika, getrockneten Thymian, Salz und Pfeffer unterrühren. Weitere 2-3 Minuten kochen, bis die Paprika weich ist.

6. Vom Herd nehmen und optional mit Toppings wie gehackter frischer Petersilie oder Frühlingszwiebeln garnieren.

7. Heiß als herzhafte Frühstücksoption servieren.

Nährwerte (pro Portion):

- Kalorien: 250

- Protein: 14g

- Fett: 12g

- Kohlenhydrate: 23g

- Faser: 4g

Bagel mit geräuchertem Lachs und Frischkäse:

Zubereitungszeit: 5 Minuten

Portionen: 1

Zutaten:

- 1 Vollkornbagel, halbiert

- 2 Esslöffel Frischkäse

- 2 Unzen geräucherter Lachs

- Geschnittene rote Zwiebel

- Kapern

- Frischer Dill

Richtungen:

1. Die Vollkorn-Bagelhälften leicht goldbraun rösten.

2. Jede Bagelhälfte mit Frischkäse bestreichen.

3. Eine Hälfte mit Räucherlachsscheiben belegen.

4. Nach Belieben geschnittene rote Zwiebeln, Kapern und frischen Dill hinzufügen.

5. Legen Sie die andere Bagelhälfte darauf, um das Sandwich zu vervollständigen.

6. Sofort servieren.

Nährwerte (pro Portion):

- Kalorien: 400

- Protein: 24g

- Fett: 15g

- Kohlenhydrate: 40g

- Faser: 6g

Veggie-Frühstücks-Burrito:

Zubereitungszeit: 15 Minuten

Kochzeit: 10 Minuten

Portionen: 2

Zutaten:

- 4 große Eier

- 2 Vollkorn-Tortillas

- 1/4 Tasse geriebener Cheddar-Käse

- 1/4 Tasse gewürfelte Paprika

- 1/4 Tasse gewürfelte Zwiebeln

- 1/4 Tasse geschnittene Champignons

- 1/4 Tasse gewürfelte Tomaten

- Salz und Pfeffer nach Geschmack

- Optionale Beläge: Salsa, Avocadoscheiben, griechischer Joghurt

Richtungen:

1. In einer mittelgroßen Schüssel die Eier verquirlen, bis sie gut verquirlt sind. Mit Salz und Pfeffer würzen.

2. Erhitzen Sie eine beschichtete Pfanne bei mittlerer Hitze und sprühen Sie Kochspray ein oder geben Sie eine kleine Menge Öl hinzu.

3. Die gewürfelten Paprikaschoten, Zwiebeln und Pilze in die Pfanne geben. Etwa 5 Minuten kochen, bis das Gemüse weich ist.

4. Die geschlagenen Eier mit dem Gemüse in die Pfanne geben. Unter gelegentlichem Rühren kochen, bis die Eier verrührt und gar sind.

5. Erwärmen Sie die Tortillas einige Sekunden lang in einer separaten Pfanne oder in der Mikrowelle.

6. Das Rührei und das gekochte Gemüse auf die Tortillas verteilen.

7. Streuen Sie geriebenen Cheddar-Käse über die Eier und das Gemüse.

8. Fügen Sie gewürfelte Tomaten und alle anderen gewünschten Toppings wie Salsa, Avocadoscheiben oder griechischen Joghurt hinzu.

9. Rollen Sie die Tortillas fest auf und klappen Sie dabei die Seiten ein.

10. Sofort als köstliche und sättigende Frühstücksoption servieren.

Nährwerte (pro Portion):

- Kalorien: 340

- Protein: 19g

- Fett: 14g

- Kohlenhydrate: 35g

- Faser: 6g

Mandelbutter-Bananen-Smoothie:

Zubereitungszeit: 5 Minuten

Portionen: 1

Zutaten:

- 1 reife Banane

- 1 Esslöffel Mandelbutter

- 1 Tasse Mandelmilch (oder eine andere Milch Ihrer Wahl)

- 1 Esslöffel Honig (optional, für zusätzliche Süße)

- 1/2 Teelöffel Vanilleextrakt

- Eiswürfel (optional)

Richtungen:

1. Schälen Sie die reife Banane und brechen Sie sie in Stücke.

2. Geben Sie die Bananenstücke, Mandelbutter, Mandelmilch, Honig (falls verwendet) und Vanilleextrakt in einen Mixer.

3. Mixen, bis eine glatte und cremige Masse entsteht.

4. Falls gewünscht, ein paar Eiswürfel in den Mixer geben und erneut mixen, bis der Smoothie gekühlt wird.

5. Den Smoothie in ein Glas füllen und sofort servieren.

Nährwert (pro Portion):

- Kalorien: 260

- Protein: 5g

- Fett: 12g

- Kohlenhydrate: 37g

- Ballaststoffe: 5 g

Genießen Sie Ihre köstlichen und nahrhaften Frühstücksoptionen!

Eiweiß-Puten-Speck-Muffins:

Zubereitungszeit: 10 Minuten

Kochzeit: 20 Minuten

Portionen: 6 Muffins

Zutaten:

- 6 Scheiben Truthahnspeck

- 1 Tasse Eiweiß (ca. 8 große Eiweiße)

- 1/4 Tasse gewürfelte Paprika

- 1/4 Tasse gewürfelte Zwiebeln

- 1/4 Tasse gewürfelte Tomaten

- Salz und Pfeffer nach Geschmack

- Optionale Beläge: geriebener Käse, gehackte frische Kräuter

Richtungen:

1. Heizen Sie den Ofen auf 175 °C (350 °F) vor. Eine Muffinform einfetten oder mit Silikon- oder Papierförmchen auslegen.

2. Den Putenspeck nach Packungsanleitung knusprig kochen. Abkühlen lassen, dann zerbröseln oder in kleine Stücke schneiden.

3. In einer Schüssel das Eiweiß schaumig schlagen. Mit Salz und Pfeffer würzen.

4. Die gewürfelten Paprikaschoten, Zwiebeln, Tomaten und den zerbröselten Putenspeck unterrühren.

5. Die Eiermischung gleichmäßig auf die Muffinförmchen verteilen.

6. Etwa 20 Minuten lang backen oder bis das Eiweiß fest ist und oben leicht gebräunt ist.

7. Aus dem Ofen nehmen und einige Minuten in der Muffinform abkühlen lassen.

8. Lösen Sie die Muffins mit einem Messer vom Rand der Form und geben Sie sie dann zum vollständigen Abkühlen auf ein Kuchengitter.

9. Nach Belieben mit geriebenem Käse und gehackten frischen Kräutern belegen.

10. Warm oder bei Zimmertemperatur servieren.

Nährwert (pro Muffin):

- Kalorien: 70

- Protein: 12g

- Fett: 1g

- Kohlenhydrate: 2g

- Faser: 0g

Apfel-Zimt-Quinoa-Porridge:

Zubereitungszeit: 5 Minuten

Kochzeit: 15 Minuten

Portionen: 2

Zutaten:

- 1/2 Tasse Quinoa, abgespült

- 1 Tasse Wasser

- 1 Tasse ungesüßte Mandelmilch (oder eine andere Milch Ihrer Wahl)

- 1 Apfel, geschält, entkernt und gewürfelt

- 1/2 Teelöffel Zimt

- 1 Esslöffel Ahornsirup (optional, für zusätzliche Süße)

- Gehackte Nüsse oder Samen zum Garnieren (optional)

Richtungen:

1. In einem kleinen Topf das abgespülte Quinoa, Wasser, Mandelmilch, Apfelwürfel und Zimt vermischen.

2. Bringen Sie die Mischung bei starker Hitze zum Kochen, reduzieren Sie dann die Hitze auf eine niedrige Stufe und decken Sie den Topf ab. Etwa 15 Minuten köcheln lassen, bis die Quinoa gar ist und die Flüssigkeit aufgesogen ist.

3. Für noch mehr Süße den Ahornsirup unterrühren.

4. Den Quinoa-Porridge auf Schüsseln verteilen und nach Belieben mit gehackten Nüssen oder Samen belegen.

5. Heiß servieren und ein wohliges und nahrhaftes Frühstück genießen.

Nährwerte (pro Portion):

- Kalorien: 240

- Protein: 8g

- Fett: 4g

- Kohlenhydrate: 45g

- Faser: 6g

French Toast mit zuckerfreiem Sirup:

Zubereitungszeit: 10 Minuten

Kochzeit: 10 Minuten

Portionen: 2

Zutaten:

- 4 Scheiben Vollkornbrot

- 2 große Eier

- 1/4 Tasse Milch (oder Mandelmilch für eine milchfreie Variante)

- 1/2 Teelöffel Vanilleextrakt

- 1/2 Teelöffel Zimt

- Kochspray oder Butter zum Einfetten der Pfanne

- Zuckerfreier Sirup zum Servieren

- Optionale Toppings: frische Beeren, geschnittene Bananen, gehackte Nüsse

Richtungen:

1. In einer flachen Schüssel Eier, Milch, Vanilleextrakt und Zimt verquirlen.

2. Tauchen Sie jede Brotscheibe in die Eimischung und achten Sie darauf, dass beide Seiten bedeckt sind.

3. Erhitzen Sie eine beschichtete Pfanne oder Grillplatte bei mittlerer Hitze. Fetten Sie es mit Kochspray oder einer kleinen Menge Butter ein.

4. Die eingetauchten Brotscheiben auf die Pfanne legen und ca. 2-3 Minuten pro Seite goldbraun braten.

5. Nehmen Sie den French Toast aus der Pfanne und wiederholen Sie den Vorgang mit den restlichen Brotscheiben.

6. Servieren Sie den French Toast mit zuckerfreiem Sirup und beliebigen Toppings wie frischen Beeren, Bananenscheiben oder gehackten Nüssen.

7. Genießen Sie eine köstliche und gesündere Version eines klassischen Frühstückslieblings.

Nährwerte (pro Portion, ohne Toppings):

- Kalorien: 230

- Protein: 12g

- Fett: 5g

- Kohlenhydrate: 34g

- Faser: 6g

Beeren-Spinat-Smoothie-Bowl:

Zubereitungszeit: 5 Minuten

Portionen: 1

Zutaten:

- 1 Tasse frische Spinatblätter

- 1 gefrorene Banane

- 1/2 Tasse gefrorene gemischte Beeren (wie Erdbeeren, Blaubeeren und Himbeeren)

- 1/2 Tasse ungesüßte Mandelmilch (oder eine andere Milch Ihrer Wahl)

- 1 Esslöffel Chiasamen

- Belag: geschnittene frische Beeren, Müsli, Kokosraspeln, Nüsse oder Samen

Richtungen:

1. In einem Mixer die frischen Spinatblätter, die gefrorene Banane, die gefrorenen gemischten Beeren, die Mandelmilch und die Chiasamen vermischen.

2. Mixen, bis eine glatte und cremige Masse entsteht. Möglicherweise müssen Sie bei Bedarf anhalten und die Seiten des Mixers abkratzen.

3. Den Smoothie in eine Schüssel geben.

4. Mit geschnittenen frischen Beeren, Müsli, Kokosraspeln, Nüssen oder Samen belegen, um ihm mehr Konsistenz und Geschmack zu verleihen.

5. Genießen Sie Ihre nahrhafte und erfrischende Smoothie-Bowl zum Frühstück.

Nährwerte (pro Portion, ohne Toppings):

- Kalorien: 220

- Protein: 5g

- Fett: 5g

- Kohlenhydrate: 42g

- Faser: 9g

Gefüllte Paprika zum Frühstück:

Zubereitungszeit: 10 Minuten

Kochzeit: 25 Minuten

Portionen: 2

Zutaten:

- 2 Paprika (jede Farbe), halbiert und entkernt

- 4 Eier

- 1/4 Tasse gewürfelte Tomaten

- 1/4 Tasse gewürfelte Zwiebeln

- 1/4 Tasse gewürfelter gekochter Schinken oder Truthahn

- Salz und Pfeffer nach Geschmack

- Optionale Beläge: geriebener Käse, gehackte frische Kräuter

Richtungen:

1. Heizen Sie den Backofen auf 375 °F (190 °C) vor.

2. In einer Schüssel die Eier verquirlen, bis sie gut verquirlt sind. Mit Salz und Pfeffer würzen.

3. Tomatenwürfel, Zwiebeln und gekochten Schinken oder Truthahn unterrühren.

4. Die Paprikahälften auf ein Backblech oder in eine Auflaufform legen.

5. Die Eimischung in jede Paprikahälfte geben und bis zum Rand füllen.

6. Etwa 25 Minuten backen oder bis die Eier fest sind und die Paprika zart sind.

7. Aus dem Ofen nehmen und einige Minuten abkühlen lassen.

8. Nach Belieben mit geriebenem Käse und gehackten frischen Kräutern belegen.

9. Warm servieren und ein herzhaftes und proteinreiches Frühstück genießen.

Nährwerte (pro Portion):

- Kalorien: 170

- Protein: 15g

- Fett: 8g

- Kohlenhydrate: 10g

- Faser: 3g

Kapitel 3:

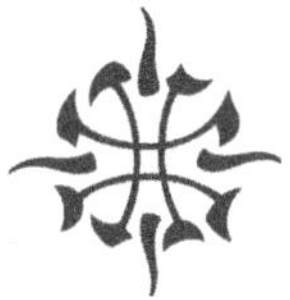

Hühner- und Gemüsesuppe:

Zubereitungszeit: 15 Minuten

Kochzeit: 30 Minuten

Portionen: 4

Zutaten:

- 1 Esslöffel Olivenöl

- 1 Zwiebel, gewürfelt

- 2 Knoblauchzehen, gehackt

- 2 Karotten, in Scheiben geschnitten

- 2 Selleriestangen, in Scheiben geschnitten

- 4 Tassen Hühnerbrühe

- 1 Tasse gewürfelte gekochte Hähnchenbrust

- 1 Tasse gewürfelte Kartoffeln

- 1 Tasse gewürfelte Zucchini

- 1 Teelöffel getrockneter Thymian

- Salz und Pfeffer nach Geschmack

- Frische Petersilie zum Garnieren (optional)

Richtungen:

1. Das Olivenöl in einem großen Topf bei mittlerer Hitze erhitzen.

2. Die gewürfelte Zwiebel und den gehackten Knoblauch in den Topf geben und anbraten, bis die Zwiebel glasig ist.

3. Die geschnittenen Karotten und den Sellerie in den Topf geben und einige Minuten kochen lassen, bis sie weich werden.

4. Hühnerbrühe angießen und zum Kochen bringen.

5. Reduzieren Sie die Hitze auf eine niedrige Stufe und fügen Sie die gewürfelte gekochte Hähnchenbrust, die Kartoffeln, die Zucchini, den getrockneten Thymian, Salz und Pfeffer hinzu.

6. Die Suppe etwa 20 Minuten köcheln lassen oder bis das Gemüse weich ist.

7. Abschmecken und bei Bedarf nachwürzen.

8. Die Hühner- und Gemüsesuppe heiß servieren, nach Wunsch mit frischer Petersilie garniert.

9. Genießen Sie eine wohltuende und nahrhafte Suppe.

Nährwerte (pro Portion):

- Kalorien: 180

- Protein: 15g

- Fett: 5g

- Kohlenhydrate: 20g

- Faser: 4g

Quinoa-Linsen-Suppe:

Zubereitungszeit: 10 Minuten

Kochzeit: 30 Minuten

Portionen: 4

Zutaten:

- 1 Esslöffel Olivenöl

- 1 Zwiebel, gewürfelt

- 2 Knoblauchzehen, gehackt

- 2 Karotten, in Scheiben geschnitten

- 2 Selleriestangen, in Scheiben geschnitten

- 1/2 Tasse getrocknete Linsen

- 1/2 Tasse Quinoa, abgespült

- 4 Tassen Gemüsebrühe

- 1 Teelöffel gemahlener Kreuzkümmel

- 1/2 Teelöffel Kurkuma

- Salz und Pfeffer nach Geschmack

- Frischer Koriander zum Garnieren (optional)

Richtungen:

1. Das Olivenöl in einem großen Topf bei mittlerer Hitze erhitzen.

2. Die gewürfelte Zwiebel und den gehackten Knoblauch in den Topf geben und anbraten, bis die Zwiebel glasig ist.

3. Die geschnittenen Karotten und den Sellerie in den Topf geben und einige Minuten kochen lassen, bis sie weich werden.

4. Getrocknete Linsen, abgespültes Quinoa, Gemüsebrühe, gemahlenen Kreuzkümmel, Kurkuma, Salz und Pfeffer in den Topf geben.

5. Die Suppe zum Kochen bringen, dann die Hitze reduzieren und etwa 25–30 Minuten köcheln lassen, oder bis die Linsen und Quinoa gar und zart sind.

6. Abschmecken und bei Bedarf nachwürzen.

7. Die Quinoa-Linsen-Suppe heiß servieren, nach Wunsch mit frischem Koriander garniert.

8. Genießen Sie eine herzhafte und nahrhafte Suppe.

Nährwerte (pro Portion):

- Kalorien: 260

- Protein: 12g

- Fett: 5g

- Kohlenhydrate: 42g

- Ballaststoffe: 10 g

Geröstete Tomaten-Basilikum-Suppe:

Zubereitungszeit: 10 Minuten

Kochzeit: 40 Minuten

Portionen: 4

Zutaten:

- 1,5 Pfund Tomaten, halbiert

- 1 Zwiebel, geviertelt

- 3 Knoblauchzehen

- 2 Esslöffel Olivenöl

- Salz und Pfeffer nach Geschmack

- 4 Tassen Gemüsebrühe

- 1/4 Tasse frische Basilikumblätter, gehackt

- Optionale Beläge: Croutons, geriebener Parmesan

Richtungen:

1. Heizen Sie den Ofen auf 200 °C (400 °F) vor.

2. Die halbierten Tomaten, die geviertelten Zwiebeln und die Knoblauchzehen auf ein Backblech legen.

3. Das Gemüse mit Olivenöl beträufeln und mit Salz und Pfeffer bestreuen.

4. Im vorgeheizten Ofen etwa 30–35 Minuten rösten, oder bis die Tomaten weich und leicht karamellisiert sind.

5. Das geröstete Gemüse aus dem Ofen nehmen und etwas abkühlen lassen.

6. In einem Mixer oder einer Küchenmaschine das geröstete Gemüse glatt pürieren.

7. Geben Sie das gemischte Gemüse in einen großen Topf und gießen Sie die Gemüsebrühe hinein.

8. Bringen Sie die Suppe bei mittlerer Hitze zum Kochen und kochen Sie sie etwa 10 Minuten lang, um sie zu erhitzen und die Aromen zu vermischen.

9. Die gehackten frischen Basilikumblätter unterrühren und bei Bedarf mit zusätzlichem Salz und Pfeffer würzen.

10. Die geröstete Tomaten-Basilikum-Suppe heiß servieren, nach Wunsch mit Croutons oder geriebenem Parmesankäse garnieren.

11. Genießen Sie eine reichhaltige und aromatische Suppe.

Nährwerte (pro Portion):

- Kalorien: 130

- Protein: 2g

- Fett: 8g

- Kohlenhydrate: 14g

- Ballaststoffe: 3 g

Griechischer Salat mit gegrilltem Hähnchen:

Zubereitungszeit: 15 Minuten

Garzeit: 15 Minuten (zum Grillen von Hähnchen)

Portionen: 4

Zutaten:

- 2 Hähnchenbrustfilets ohne Knochen und Haut

- 1 Esslöffel Olivenöl

- 1 Teelöffel getrockneter Oregano

- Salz und Pfeffer nach Geschmack

- 4 Tassen gemischter Salat

- 1 Gurke, in Scheiben geschnitten

- 1 Tasse Kirschtomaten, halbiert

- 1/2 rote Zwiebel, in dünne Scheiben geschnitten

- 1/2 Tasse Kalamata-Oliven

- 1/2 Tasse zerbröselter Feta-Käse

- Saft von 1 Zitrone

- 2 Esslöffel natives Olivenöl extra

Richtungen:

1. Heizen Sie den Grill auf mittlere bis hohe Hitze vor.

2. Die Hähnchenbrüste mit Olivenöl bestreichen und mit getrocknetem Oregano, Salz und Pfeffer würzen.

3. Grillen Sie die Hähnchenbrust etwa 6–8 Minuten pro Seite oder bis sie bei einer Innentemperatur von 165 °F (74 °C) gar sind.

4. Nehmen Sie das Hähnchen vom Grill und lassen Sie es einige Minuten ruhen. Anschließend in Streifen schneiden.

5. In einer großen Schüssel den gemischten Salat, die Gurkenscheiben, die halbierten Kirschtomaten, die dünn geschnittenen roten Zwiebeln, die Kalamata-Oliven und den zerbröckelten Feta-Käse vermischen.

6. In einer kleinen Schüssel Zitronensaft und natives Olivenöl extra verrühren, um das Dressing herzustellen.

7. Das Dressing über die Salatzutaten träufeln und alles gleichmäßig vermischen.

8. Den Salat auf Teller verteilen und jede Portion mit den gegrillten Hähnchenscheiben belegen.

9. Den griechischen Salat sofort mit gegrilltem Hähnchen servieren.

10. Genießen Sie einen erfrischenden und proteinreichen Salat.

Nährwerte (pro Portion):

- Kalorien: 320

- Protein: 26g

- Fett: 19g

- Kohlenhydrate: 12g

- Faser: 3g

Spinat-Erdbeer-Salat:

Zubereitungszeit: 10 Minuten

Portionen: 4

Zutaten:

- 6 Tassen Babyspinatblätter

- 1 Tasse Erdbeeren, in Scheiben geschnitten

- 1/2 Tasse gehobelte Mandeln

- 1/4 Tasse zerbröselter Ziegenkäse

- 2 Esslöffel Balsamico-Essig

- 2 Esslöffel natives Olivenöl extra

- 1 Esslöffel Honig

- Salz und Pfeffer nach Geschmack

Richtungen:

1. In einer großen Schüssel Babyspinatblätter, geschnittene Erdbeeren, geschnittene Mandeln und zerbröselten Ziegenkäse vermengen.

2. In einer kleinen Schüssel Balsamico-Essig, natives Olivenöl extra, Honig, Salz und Pfeffer verrühren, um das Dressing herzustellen.

3. Das Dressing über die Salatzutaten träufeln und vorsichtig umrühren, damit alles gleichmäßig bedeckt ist.

4. Den Spinat-Erdbeer-Salat sofort servieren.

5. Genießen Sie einen lebendigen und aromatischen Salat.

Nährwerte (pro Portion):

- Kalorien: 180

- Protein: 5g

- Fett: 14g

- Kohlenhydrate: 11g

- Faser: 3g

Kichererbsen-Tomaten-Salat:

Zubereitungszeit: 10 Minuten

Portionen: 4

Zutaten:

- 2 Tassen gekochte Kichererbsen (oder aus der Dose, abgespült und abgetropft)

- 1 Tasse Kirschtomaten, halbiert

- 1 Gurke, gewürfelt

- 1/2 rote Zwiebel, in dünne Scheiben geschnitten

- 1/4 Tasse gehackte frische Petersilie

- Saft von 1 Zitrone

- 2 Esslöffel natives Olivenöl extra

- Salz und Pfeffer nach Geschmack

Richtungen:

1. In einer großen Schüssel die gekochten Kichererbsen, Kirschtomaten, Gurkenwürfel, dünn geschnittene rote Zwiebeln und gehackte frische Petersilie vermischen.

2. In einer kleinen Schüssel Zitronensaft, natives Olivenöl extra, Salz und Pfeffer verrühren, um das Dressing herzustellen.

3. Das Dressing über die Salatzutaten träufeln und vorsichtig umrühren, damit alles gleichmäßig bedeckt ist.

4. Lassen Sie den Salat einige Minuten ruhen, damit sich die Aromen vermischen.

5. Den Kichererbsen-Tomaten-Salat sofort servieren.

6. Genießen Sie einen erfrischenden und proteinreichen Salat.

Nährwerte (pro Portion):

- Kalorien: 210

- Protein: 8g

- Fett: 10g

- Kohlenhydrate: 24g

- Faser: 7g

Gemischter Bohnen-Gemüse-Salat:

Zubereitungszeit: 15 Minuten

Portionen: 4

Zutaten:

- 1 Dose (15 Unzen) gemischte Bohnen, abgespült und abgetropft

- 1 Tasse Kirschtomaten, halbiert

- 1 Paprika, gewürfelt

- 1/2 rote Zwiebel, in dünne Scheiben geschnitten

- 1/4 Tasse gehackte frische Petersilie

- Saft von 1 Zitrone

- 2 Esslöffel natives Olivenöl extra

- 1 Teelöffel Dijon-Senf

- Salz und Pfeffer nach Geschmack

Richtungen:

1. In einer großen Schüssel die gemischten Bohnen, Kirschtomaten, gewürfelte Paprika, dünn geschnittene rote Zwiebeln und gehackte frische Petersilie vermischen.

2. In einer kleinen Schüssel Zitronensaft, natives Olivenöl extra, Dijon-Senf, Salz und Pfeffer verrühren, um das Dressing herzustellen.

3. Das Dressing über die Salatzutaten träufeln und vorsichtig umrühren, damit alles gleichmäßig bedeckt ist.

4. Lassen Sie den Salat einige Minuten ruhen, damit sich die Aromen vermischen.

5. Den gemischten Bohnen-Gemüse-Salat sofort servieren.

6. Genießen Sie einen nahrhaften und aromatischen Salat.

Nährwerte (pro Portion):

- Kalorien: 180

- Protein: 8g

Fett: 7g

- Kohlenhydrate: 24g

- Faser: 8g

Zubereitungszeit: 10 Minuten

Portionen: 4

Zutaten:

- 2 Avocados, gewürfelt

- 1 Gurke, gewürfelt

- 1 Tasse Kirschtomaten, halbiert

- 1/4 Tasse gehackter frischer Koriander

- Saft von 1 Limette

- 2 Esslöffel natives Olivenöl extra

- Salz und Pfeffer nach Geschmack

Richtungen:

1. In einer großen Schüssel die gewürfelten Avocados, die gewürfelte Gurke, die Kirschtomaten und den gehackten frischen Koriander vermischen.

2. In einer kleinen Schüssel Limettensaft, natives Olivenöl extra, Salz und Pfeffer verrühren, um das Dressing herzustellen.

3. Das Dressing über die Salatzutaten träufeln und vorsichtig umrühren, damit alles gleichmäßig bedeckt ist.

4. Den Avocado-, Gurken- und Tomatensalat sofort servieren.

5. Genießen Sie einen erfrischenden und nahrhaften Salat.

Nährwerte (pro Portion):

- Kalorien: 220

- Protein: 3g

- Fett: 19g

- Kohlenhydrate: 14g

- Faser: 8g

Brokkoli-Cheddar-Suppe:

Zubereitungszeit: 10 Minuten

Kochzeit: 20 Minuten

Portionen: 4

Zutaten:

- 2 Esslöffel Butter

- 1 Zwiebel, gewürfelt

- 2 Knoblauchzehen, gehackt

- 3 Tassen gehackte Brokkoliröschen

- 3 Tassen Gemüsebrühe

- 1 Tasse Milch oder Sahne

- 2 Tassen geriebener Cheddar-Käse

- Salz und Pfeffer nach Geschmack

Richtungen:

1. In einem großen Topf die Butter bei mittlerer Hitze schmelzen.

2. Die gewürfelte Zwiebel und den gehackten Knoblauch in den Topf geben und anbraten, bis die Zwiebel glasig ist.

3. Geben Sie die gehackten Brokkoliröschen in den Topf und kochen Sie sie einige Minuten lang, bis sie weich werden.

4. Mit der Gemüsebrühe aufgießen und zum Kochen bringen.

5. Reduzieren Sie die Hitze auf eine niedrige Stufe und lassen Sie die Suppe etwa 10–15 Minuten köcheln, bis der Brokkoli weich ist.

6. Pürieren Sie die Suppe mit einem Stabmixer oder einem normalen Mixer, bis eine glatte Masse entsteht.

7. Geben Sie die Suppe zurück in den Topf und rühren Sie die Milch oder Sahne und den geriebenen Cheddar-Käse unter.

8. Kochen Sie die Suppe bei schwacher Hitze und rühren Sie gelegentlich um, bis der Käse geschmolzen und die Suppe cremig ist.

9. Mit Salz und Pfeffer abschmecken.

10. Die Brokkoli-Cheddar-Suppe heiß servieren.

11. Genießen Sie eine wohltuende Käsesuppe.

Nährwerte (pro Portion):

- Kalorien: 320

- Protein: 13g

- Fett: 23g

- Kohlenhydrate: 16g

- Faser: 4g

Toskanische weiße Bohnensuppe:

Zubereitungszeit: 10 Minuten

Kochzeit: 30 Minuten

Portionen: 4

Zutaten:

- 2 Esslöffel Olivenöl

- 1 Zwiebel, gewürfelt

- 2 Knoblauchzehen, gehackt

- 2 Karotten, gewürfelt

- 2 Stangen Sellerie, gewürfelt

- 1 Dose (15 Unzen) weiße Bohnen, abgespült und abgetropft

- 4 Tassen Gemüsebrühe

- 1 Tasse gehackte Tomaten (aus der Dose oder frisch)

- 1 Teelöffel getrockneter Thymian

- 1 Teelöffel getrockneter Rosmarin

- Salz und Pfeffer nach Geschmack

- Frische Petersilie zum Garnieren (optional)

Richtungen:

1. In einem großen Topf das Olivenöl bei mittlerer Hitze erhitzen.

2. Die gewürfelte Zwiebel, den gehackten Knoblauch, die gewürfelten Karotten und den gewürfelten Sellerie in den Topf geben. Anbraten, bis das Gemüse weich ist.

3. Weiße Bohnen, Gemüsebrühe, gehackte Tomaten, getrockneten Thymian, getrockneten Rosmarin, Salz und Pfeffer in den Topf geben. Zum Kombinieren gut umrühren.

4. Bringen Sie die Suppe zum Kochen, reduzieren Sie dann die Hitze auf eine niedrige Stufe und lassen Sie sie etwa 20–25 Minuten köcheln, damit sich die Aromen vermischen.

5. Abschmecken und bei Bedarf mit zusätzlichem Salz und Pfeffer nachwürzen.

6. Die toskanische weiße Bohnensuppe in Schüsseln füllen und nach Belieben mit frischer Petersilie garnieren.

7. Die Suppe heiß servieren.

8. Genießen Sie eine herzhafte und würzige Suppe.

Nährwerte (pro Portion):

- Kalorien: 220

- Protein: 9g

Fett: 7g

- Kohlenhydrate: 30g

- Faser: 8g

Wassermelone und Feta Salat:

Zubereitungszeit: 15 Minuten

Portionen: 4

Zutaten:

- 4 Tassen gewürfelte Wassermelone

- 1 Tasse zerbröselter Feta-Käse

- 1/4 Tasse gehackte frische Minzblätter

- 2 Esslöffel natives Olivenöl extra

- Saft von 1 Limette

- Salz und Pfeffer nach Geschmack

Richtungen:

1. In einer großen Schüssel die gewürfelte Wassermelone, den zerbröckelten Feta-Käse und die gehackten frischen Minzblätter vermischen.

2. In einer kleinen Schüssel das native Olivenöl extra, den Limettensaft, Salz und Pfeffer verrühren, um das Dressing herzustellen.

3. Das Dressing über die Salatzutaten träufeln und vorsichtig umrühren, damit alles gleichmäßig bedeckt ist.

4. Lassen Sie den Salat einige Minuten ruhen, damit sich die Aromen vermischen.

5. Den Wassermelonen-Feta-Salat sofort servieren.

6. Genießen Sie einen erfrischenden und würzigen Salat.

Nährwert (pro Portion):

- Kalorien: 180

- Protein: 6g

- Fett: 12g

- Kohlenhydrate: 14g

- Ballaststoffe: 1g

Asiatischer Hähnchensalat:

Zubereitungszeit: 20 Minuten

Kochzeit: 10 Minuten

Portionen: 4

Zutaten:

- 2 Hähnchenbrustfilets ohne Knochen und Haut

- Salz und Pfeffer nach Geschmack

- 4 Tassen gemischter Salat

- 1 Tasse geriebener Kohl

- 1 Karotte, geraspelt

- 1 Paprika, in dünne Scheiben geschnitten

- 1/4 Tasse gehackter frischer Koriander

- 1/4 Tasse gehackte Erdnüsse

- 2 Esslöffel Sesamöl

- 2 Esslöffel Sojasauce

- 1 Esslöffel Reisessig

- 1 Esslöffel Honig

- 1 Teelöffel geriebener Ingwer

- 1 Knoblauchzehe, gehackt

Richtungen:

1. Hähnchenbrust mit Salz und Pfeffer würzen.

2. Erhitzen Sie eine Grillpfanne oder Bratpfanne bei mittlerer bis hoher Hitze und braten Sie das Hähnchen etwa 4–5 Minuten pro Seite oder bis es gar ist. Etwas abkühlen lassen und dann in dünne Streifen schneiden.

3. In einer großen Schüssel den gemischten Salat, den geriebenen Kohl, die geraspelte Karotte, die dünn geschnittene Paprika, den gehackten frischen Koriander und die gehackten Erdnüsse vermischen.

4. In einer kleinen Schüssel Sesamöl, Sojasauce, Reisessig, Honig, geriebenen Ingwer und gehackten Knoblauch verrühren, um das Dressing herzustellen.

5. Das Dressing über die Salatzutaten träufeln und vorsichtig umrühren, damit alles gleichmäßig bedeckt ist.

6. Die Hähnchenscheiben zum Salat geben und nochmals vermengen.

7. Den asiatischen Hühnersalat sofort servieren.

8. Genießen Sie einen würzigen und proteinreichen Salat.

Nährwerte (pro Portion):

- Kalorien: 280

- Protein: 22g

- Fett: 14g

- Kohlenhydrate: 18g

- Ballaststoffe: 5 g

Blumenkohl-Lauch-Suppe:

Zubereitungszeit: 10 Minuten

Kochzeit: 25 Minuten

Portionen: 4

Zutaten:

- 1 Esslöffel Olivenöl

- 2 Lauch, nur weiße und hellgrüne Teile, in dünne Scheiben geschnitten

- 1 Kopf Blumenkohl, in Röschen geschnitten

- 4 Tassen Gemüsebrühe

- 1 Tasse Milch oder Sahne

- Salz und Pfeffer nach Geschmack

- Frischer Schnittlauch zum Garnieren (optional)

Richtungen:

1. In einem großen Topf das Olivenöl bei mittlerer Hitze erhitzen.

2. Den dünn geschnittenen Lauch in den Topf geben und anbraten, bis er weich wird.

3. Die gehackten Blumenkohlröschen in den Topf geben und einige Minuten kochen lassen.

4. Mit der Gemüsebrühe aufgießen und zum Kochen bringen.

5. Reduzieren Sie die Hitze auf eine niedrige Stufe und lassen Sie die Suppe etwa 15 bis 20 Minuten köcheln, bis der Blumenkohl weich ist.

6. Pürieren Sie die Suppe mit einem Stabmixer oder einem normalen Mixer, bis eine glatte Masse entsteht.

7. Geben Sie die Suppe zurück in den Topf und rühren Sie die Milch oder Sahne ein.

8. Kochen Sie die Suppe noch einige Minuten bei schwacher Hitze, um sie durchzuwärmen.

9. Mit Salz und Pfeffer abschmecken.

10. Die Blumenkohl-Lauch-Suppe in Schüsseln füllen und nach Belieben mit frischem Schnittlauch garnieren.

11. Die Suppe heiß servieren.

12. Genießen Sie eine cremige und wohltuende Suppe.

Nährwerte (pro Portion):

- Kalorien: 150

- Protein: 5g

Fett: 7g

- Kohlenhydrate: 19g

- Ballaststoffe: 5 g

Quinoa- und Schwarzbohnensalat:

Zubereitungszeit: 15 Minuten

Kochzeit: 15 Minuten

Portionen: 4

Zutaten:

- 1 Tasse Quinoa

- 1 Dose (15 Unzen) schwarze Bohnen, abgespült und abgetropft

- 1 Tasse Maiskörner (frisch oder gefroren)

- 1 rote Paprika, gewürfelt

- 1/4 Tasse gehackter frischer Koriander

- Saft von 1 Limette

-- 2 Esslöffel Olivenöl

- 1 Teelöffel Kreuzkümmel

- Salz und Pfeffer nach Geschmack

- Optionale Beläge: Avocadoscheiben, gewürfelte Tomaten, geschnittene Frühlingszwiebeln

Richtungen:

1. Quinoa nach Packungsanleitung kochen. Nach dem Garen abkühlen lassen.

2. In einer großen Schüssel gekochtes Quinoa, schwarze Bohnen, Maiskörner, gewürfelte rote Paprika und gehackten frischen Koriander vermischen.

3. In einer kleinen Schüssel Limettensaft, Olivenöl, Kreuzkümmel, Salz und Pfeffer verrühren, um das Dressing herzustellen.

4. Das Dressing über die Salatzutaten gießen und vorsichtig verrühren, um alles gleichmäßig zu bedecken.

5. Lassen Sie den Salat einige Minuten ruhen, damit sich die Aromen vermischen.

6. Den Quinoa- und schwarzen Bohnensalat bei Zimmertemperatur oder gekühlt servieren.

7. Nach Belieben mit Avocadoscheiben, Tomatenwürfeln und geschnittenen Frühlingszwiebeln belegen.

8. Genießen Sie einen nahrhaften und sättigenden Salat.

Nährwerte (pro Portion):

- Kalorien: 320

- Protein: 11g

- Fett: 9g

- Kohlenhydrate: 52g

- Faser: 11g

Roasted Butternut-Kürbis-Suppe:

Zubereitungszeit: 15 Minuten

Kochzeit: 40 Minuten

Portionen: 4

Zutaten:

- 1 Butternusskürbis, geschält, entkernt und gewürfelt

- 1 Zwiebel, gehackt

- 2 Knoblauchzehen, gehackt

- 2 Karotten, gehackt

- 4 Tassen Gemüsebrühe

- 1/2 Tasse Kokosmilch

- 1 Teelöffel getrockneter Thymian

- Salz und Pfeffer nach Geschmack

- Kürbiskerne zum Garnieren (optional)

Richtungen:

1. Heizen Sie den Ofen auf 200 °C (400 °F) vor.

2. Den gewürfelten Butternusskürbis auf ein Backblech legen und mit Olivenöl beträufeln. Mit Salz und Pfeffer würzen.

3. Den Butternusskürbis im vorgeheizten Ofen etwa 25–30 Minuten rösten, bis er zart und leicht karamellisiert ist.

4. In einem großen Topf etwas Olivenöl bei mittlerer Hitze erhitzen.

5. Die gehackte Zwiebel, den gehackten Knoblauch und die gehackten Karotten in den Topf geben. Anbraten, bis das Gemüse weich ist.

6. Den gerösteten Butternusskürbis in den Topf geben und verrühren.

7. Mit der Gemüsebrühe aufgießen und den getrockneten Thymian dazugeben. Zum Kochen bringen, dann die Hitze reduzieren und etwa 10 Minuten köcheln lassen.

8. Pürieren Sie die Suppe mit einem Stabmixer oder einem normalen Mixer, bis eine glatte Masse entsteht.

9. Geben Sie die Suppe zurück in den Topf und rühren Sie die Kokosmilch ein.

10. Kochen Sie die Suppe noch einige Minuten bei schwacher Hitze, um sie durchzuwärmen.

11. Mit Salz und Pfeffer abschmecken.

12. Die geröstete Butternusskürbissuppe in Schüsseln füllen und nach Belieben mit Kürbiskernen garnieren.

13. Die Suppe heiß servieren.

14. Genießen Sie eine cremige und aromatische Suppe.

Nährwerte (pro Portion):

- Kalorien: 180

- Protein: 4g

- Fett: 6g

- Kohlenhydrate: 31g

- Faser: 7g

Griechisch Quinoa-Salat:

Zubereitungszeit: 15 Minuten

Kochzeit: 15 Minuten

Portionen: 4

Zutaten:

- 1 Tasse Quinoa

- 2 Tassen Wasser

- 1 Gurke, entkernt und gewürfelt

- 1 Tasse Kirschtomaten, halbiert

- 1/2 Tasse gewürfelte rote Zwiebel

- 1/2 Tasse entkernte Kalamata-Oliven, halbiert

- 1/2 Tasse zerbröselter Feta-Käse

- 1/4 Tasse gehackte frische Petersilie

- 2 Esslöffel natives Olivenöl extra

- Saft von 1 Zitrone

- 1 Teelöffel getrockneter Oregano

- Salz und Pfeffer nach Geschmack

Richtungen:

1. Quinoa unter kaltem Wasser abspülen und gut abtropfen lassen.

2. In einem mittelgroßen Topf das Wasser zum Kochen bringen. Quinoa dazugeben und die Hitze auf niedrige Stufe reduzieren. Abdecken und etwa 15 Minuten köcheln lassen, bis die Quinoa gar ist und das Wasser aufgesogen ist.

3. Den gekochten Quinoa vom Herd nehmen und abkühlen lassen.

4. In einer großen Schüssel den gekochten Quinoa, die Gurkenwürfel, die Kirschtomaten, die gewürfelten roten Zwiebeln, die halbierten Kalamata-Oliven, den zerbröckelten Feta-Käse und die gehackte frische Petersilie vermischen.

5. In einer kleinen Schüssel das native Olivenöl extra, den Zitronensaft, den getrockneten Oregano, Salz und Pfeffer verrühren, um das Dressing herzustellen.

6. Das Dressing über die Salatzutaten gießen und vorsichtig verrühren, um alles gleichmäßig zu bedecken.

7. Lassen Sie den Salat einige Minuten ruhen, damit sich die Aromen vermischen.

8. Servieren Sie den griechischen Quinoa-Salat bei Zimmertemperatur oder gekühlt.

9. Genießen Sie einen frischen und aromatischen Salat.

Nährwert (pro Portion):

- Kalorien: 320

- Protein: 9g

- Fett: 14g

- Kohlenhydrate: 41g

- Faser: 6g

Mit Spinat und Feta gefüllte Hühnersuppe:

Zubereitungszeit: 15 Minuten

Kochzeit: 30 Minuten

Portionen: 4

Zutaten:

- 4 Hähnchenbrustfilets ohne Knochen und Haut

- Salz und Pfeffer nach Geschmack

- 2 Esslöffel Olivenöl

- 1 Zwiebel, gehackt

- 2 Knoblauchzehen, gehackt

- 4 Tassen Hühnerbrühe

- 4 Tassen verpackte frische Spinatblätter

- 1/2 Tasse zerbröselter Feta-Käse

- Saft von 1 Zitrone

- Frischer Dill zum Garnieren (optional)

Richtungen:

1. Hähnchenbrust mit Salz und Pfeffer würzen.

2. In einem großen Topf das Olivenöl bei mittlerer Hitze erhitzen. Fügen Sie die Hähnchenbrust hinzu und kochen Sie sie etwa 4–5 Minuten lang auf jeder Seite, oder bis sie gar sind. Das Hähnchen aus dem Topf nehmen und etwas abkühlen lassen.

3. In denselben Topf die gehackte Zwiebel und den gehackten Knoblauch geben. Anbraten, bis die Zwiebel glasig ist.

4. Hühnerbrühe angießen und zum Kochen bringen. Die Hitze auf niedrige Stufe reduzieren und etwa 10 Minuten köcheln lassen.

5. Das gekochte Hähnchen mit einer Gabel zerkleinern und zurück in den Topf geben.

6. Den frischen Blattspinat und den zerbröckelten Feta-Käse unterrühren. Noch ein paar Minuten kochen lassen, bis der Spinat zusammenfällt und der Käse schmilzt.

7. Den Zitronensaft einrühren und mit Salz und Pfeffer abschmecken.

8. Die mit Spinat und Feta gefüllte Hühnersuppe in Schüsseln füllen und nach Belieben mit frischem Dill garnieren.

9. Die Suppe heiß servieren.

10. Genießen Sie eine herzhafte und nahrhafte Suppe.

Nährwerte (pro Portion):

- Kalorien: 280

- Protein: 34g

- Fett: 11g

- Kohlenhydrate: 9g

- Ballaststoffe: 2g

Caprese-Salat mit Balsamico-Glasur:

Zubereitungszeit: 10 Minuten

Portionen: 4

Zutaten:

- 4 große Tomaten, in Scheiben geschnitten

- 1 Pfund frischer Mozzarella-Käse, in Scheiben geschnitten

- 1/2 Tasse frische Basilikumblätter

- 2 Esslöffel natives Olivenöl extra

- Balsamico-Glasur zum Beträufeln

- Salz und Pfeffer nach Geschmack

Richtungen:

1. Die Tomatenscheiben und den frischen Mozzarella-Käse abwechselnd auf einer Servierplatte anrichten.

2. Stecken Sie die frischen Basilikumblätter zwischen die Tomaten- und Mozzarellascheiben.

3. Das native Olivenöl extra über den Salat träufeln.

4. Mit Salz und Pfeffer abschmecken.

5. Die Balsamico-Glasur im Zickzackmuster über den Salat träufeln.

6. Den Caprese-Salat sofort servieren.

7. Genießen Sie einen klassischen und erfrischenden Salat.

Nährwerte (pro Portion):

- Kalorien: 320

- Protein: 18g

- Fett: 24g

- Kohlenhydrate: 10g

- Ballaststoffe: 2g

Linsen-Gemüse-Salat:

Zubereitungszeit: 15 Minuten

Kochzeit: 30 Minuten

Portionen: 4

Zutaten:

- 1 Tasse getrocknete Linsen

- 3 Tassen Wasser

- 1 rote Paprika, gewürfelt

- 1 gelbe Paprika, gewürfelt

- 1 Gurke, gewürfelt

- 1/2 rote Zwiebel, gewürfelt

- 1/4 Tasse gehackte frische Petersilie

- 2 Esslöffel gehackte frische Minze

- Saft von 1 Zitrone

- 3 Esslöffel natives Olivenöl extra

- Salz und Pfeffer nach Geschmack

Richtungen:

1. Linsen unter kaltem Wasser abspülen und gut abtropfen lassen.

2. In einem mittelgroßen Topf das Wasser zum Kochen bringen. Die Linsen hinzufügen und die Hitze auf eine niedrige Stufe reduzieren. Abdecken und etwa 20–25 Minuten köcheln lassen, bis die Linsen weich sind, aber noch ihre Form behalten. Lassen Sie überschüssiges Wasser ab.

3. In einer großen Schüssel die gekochten Linsen, die gewürfelte rote Paprika, die gewürfelte gelbe Paprika, die gewürfelte Gurke, die gewürfelte rote Zwiebel, die gehackte frische Petersilie und die gehackte frische Minze vermischen.

4. In einer kleinen Schüssel Zitronensaft, natives Olivenöl extra, Salz und Pfeffer verrühren, um das Dressing herzustellen.

5. Gießen Sie das Dressing über die Salatzutaten und vermischen Sie es vorsichtig, um alles gleichmäßig zu vermischen.

6. Lassen Sie den Linsen-Gemüse-Salat einige Minuten ruhen, damit sich die Aromen vermischen.

7. Den Salat zimmerwarm oder gekühlt servieren.

8. Genießen Sie einen gesunden und sättigenden Salat.

Nährwerte (pro Portion):

- Kalorien: 250

- Protein: 14g

- Fett: 10g

- Kohlenhydrate: 30g

- Faser: 12g

Cremige Pilzsuppe:

Zubereitungszeit: 10 Minuten

Kochzeit: 25 Minuten

Portionen: 4

Zutaten:

- 2 Esslöffel Butter

- 1 Zwiebel, gehackt

- 2 Knoblauchzehen, gehackt

- 1 Pfund Pilze, in Scheiben geschnitten

- 4 Tassen Gemüsebrühe

- 1/2 Tasse Sahne

- Salz und Pfeffer nach Geschmack

- Gehackter frischer Schnittlauch zum Garnieren (optional)

Richtungen:

1. In einem großen Topf die Butter bei mittlerer Hitze schmelzen.

2. Die gehackte Zwiebel und den gehackten Knoblauch in den Topf geben. Anbraten, bis die Zwiebel durchscheinend ist und duftet.

3. Die geschnittenen Pilze in den Topf geben und kochen, bis sie ihre Feuchtigkeit abgeben und zart werden.

4. Mit der Gemüsebrühe aufgießen und zum Kochen bringen. Die Hitze auf niedrige Stufe reduzieren und etwa 15 Minuten köcheln lassen.

5. Pürieren Sie die Suppe mit einem Stabmixer oder einem normalen Mixer, bis sie glatt und cremig ist.

6. Die Sahne einrühren und mit Salz und Pfeffer abschmecken.

7. Kochen Sie die Suppe noch einige Minuten, bis sie durchgewärmt ist.

8. Die cremige Pilzsuppe in Schüsseln füllen und nach Belieben mit gehacktem frischem Schnittlauch garnieren.

9. Die Suppe heiß servieren.

10. Genießen Sie eine wohltuende und schmackhafte Suppe.

Nährwerte (pro Portion):

- Kalorien: 180

- Protein: 4g

- Fett: 15g

- Kohlenhydrate: 10g

- Ballaststoffe: 2g

Kapitel 4:

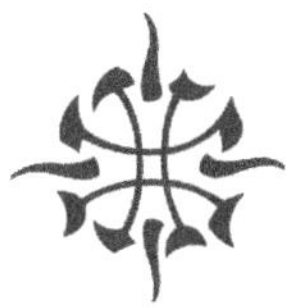

Gebackener Lachs mit Zitrone und Dill:

Zubereitungszeit: 10 Minuten

Kochzeit: 15 Minuten

Portionen: 4

Zutaten:

- 4 Lachsfilets

- Salz und Pfeffer nach Geschmack

- 2 Esslöffel Olivenöl

- 2 Esslöffel frischer Zitronensaft

- 2 Knoblauchzehen, gehackt

- 1 Esslöffel gehackter frischer Dill

- Zitronenscheiben zum Garnieren

Richtungen:

1. Heizen Sie den Ofen auf 200 °C (400 °F) vor.

2. Die Lachsfilets von beiden Seiten mit Salz und Pfeffer würzen.

3. In einer kleinen Schüssel Olivenöl, Zitronensaft, gehackten Knoblauch und gehackten frischen Dill verrühren.

4. Die Lachsfilets auf ein mit Backpapier ausgelegtes Backblech legen.

5. Die Lachsfilets mit der Zitronen-Dill-Mischung bestreichen und gleichmäßig damit bestreichen.

6. Für zusätzlichen Geschmack ein paar Zitronenscheiben auf jedes Lachsfilet legen.

7. Backen Sie den Lachs im vorgeheizten Ofen etwa 12–15 Minuten lang oder bis der Fisch gar ist und sich mit einer Gabel leicht zerteilen lässt.

8. Den Lachs aus dem Ofen nehmen und einige Minuten ruhen lassen.

9. Den gebackenen Lachs mit Zitrone und Dill heiß servieren und nach Wunsch mit zusätzlichem frischem Dill garnieren.

10. Genießen Sie ein nahrhaftes und köstliches Fischgericht.

Nährwerte (pro Portion):

- Kalorien: 300

- Protein: 34g

- Fett: 17g

- Kohlenhydrate: 1g

- Faser: 0g

Gegrillte Hähnchenbrust mit geröstetem Gemüse:

Zubereitungszeit: 15 Minuten

Kochzeit: 25 Minuten

Portionen: 4

Zutaten:

- 4 Hähnchenbrustfilets ohne Knochen und Haut

- Salz und Pfeffer nach Geschmack

- 2 Esslöffel Olivenöl

- 1 Teelöffel getrocknetes italienisches Gewürz

- 4 Tassen gemischtes Gemüse (wie Paprika, Zucchini und Kirschtomaten), in mundgerechte Stücke geschnitten

- 2 Knoblauchzehen, gehackt

- Frische Petersilie zum Garnieren (optional)

Richtungen:

1. Heizen Sie den Grill auf mittlere bis hohe Hitze vor.

2. Die Hähnchenbrüste auf beiden Seiten mit Salz, Pfeffer und getrockneten italienischen Gewürzen würzen.

3. Das Olivenöl über die Hähnchenbrüste träufeln und damit einreiben.

4. In einer großen Schüssel das gemischte Gemüse mit gehacktem Knoblauch und einem Schuss Olivenöl vermengen. Mit Salz und Pfeffer abschmecken.

5. Legen Sie die Hähnchenbrüste auf den vorgeheizten Grill und garen Sie sie etwa 6–8 Minuten pro Seite oder bis sie eine Innentemperatur von 165 °F (74 °C) erreichen.

6. Während das Hähnchen grillt, legen Sie das gewürzte gemischte Gemüse auf eine Grillpfanne oder Aluminiumfolie und kochen es etwa 8–10 Minuten lang oder bis es zart und leicht verkohlt ist.

7. Hähnchenbrust und geröstetes Gemüse vom Grill nehmen.

8. Lassen Sie das Huhn einige Minuten ruhen, bevor Sie es in Scheiben schneiden.

9. Die gegrillte Hähnchenbrust mit geröstetem Gemüse servieren, nach Wunsch mit frischer Petersilie garniert.

10. Genießen Sie eine gesunde und sättigende Mahlzeit.

Nährwerte (pro Portion):

- Kalorien: 280

- Protein: 34g

- Fett: 10g

- Kohlenhydrate: 12g

- Faser: 4g

Putenfleischbällchen mit Zucchininudeln:

Zubereitungszeit: 15 Minuten

Kochzeit: 25 Minuten

Portionen: 4

Zutaten:

- 1 Pfund gemahlener Truthahn

- 1/4 Tasse Semmelbrösel

- 1/4 Tasse geriebener Parmesankäse

- 1/4 Tasse gehackte frische Petersilie

- 1 Ei, geschlagen

- 2 Knoblauchzehen, gehackt

- 1 Teelöffel getrockneter Oregano

- Salz und Pfeffer nach Geschmack

- 2 Esslöffel Olivenöl

- 4 Zucchini, spiralförmig zu Nudeln geformt

- 2 Tassen Marinara-Sauce

- Frischer Basilikum zum Garnieren (optional)

Richtungen:

1. In einer großen Schüssel das Putenhackfleisch, Semmelbrösel, geriebenen Parmesankäse, gehackte frische Petersilie, geschlagenes Ei, gehackten Knoblauch, getrockneten Oregano, Salz und Pfeffer vermischen. Mischen, bis alles gut vermischt ist.

2. Aus der Putenmischung Fleischbällchen mit einem Durchmesser von etwa 2,5 cm formen.

3. Das Olivenöl in einer großen Pfanne bei mittlerer Hitze erhitzen. Fügen Sie die Fleischbällchen hinzu und kochen Sie sie etwa 10–12 Minuten lang oder bis sie von allen Seiten gebräunt und durchgegart sind.

4. Nehmen Sie die Fleischbällchen aus der Pfanne und legen Sie sie beiseite.

5. In dieselbe Pfanne die spiralförmigen Zucchini-Nudeln geben und etwa 2-3 Minuten kochen, oder bis sie gerade zart sind.

6. Gießen Sie die Marinara-Sauce in die Pfanne mit den Zucchininudeln und erhitzen Sie sie, bis sie durchgewärmt ist.

7. Geben Sie die gekochten Fleischbällchen wieder in die Pfanne und wenden Sie sie zum Überziehen in die Soße.

8. Servieren Sie die Putenfleischbällchen mit Zucchini-Nudeln heiß, nach Wunsch mit frischem Basilikum garniert.

9. Genießen Sie eine schmackhafte und kohlenhydratarme Mahlzeit.

Nährwerte (pro Portion):

- Kalorien: 320

- Protein: 24g

- Fett: 14g

- Kohlenhydrate: 22g

- Ballaststoffe: 5 g

Zitronen-Knoblauch-Garnelen mit Quinoa:

Zubereitungszeit: 10 Minuten

Kochzeit: 15 Minuten

Portionen: 4

Zutaten:

- 1 Pfund Garnelen, geschält und entdarmt

- Salz und Pfeffer nach Geschmack

- 2 Esslöffel Olivenöl

- 4 Knoblauchzehen, gehackt

- Schale und Saft von 1 Zitrone

- 1/4 Teelöffel rote Paprikaflocken (optional)

- 2 Tassen gekochte Quinoa

- Frische Petersilie zum Garnieren (optional)

Richtungen:

1. Die Garnelen mit Salz und Pfeffer abschmecken.

2. In einer großen Pfanne das Olivenöl bei mittlerer Hitze erhitzen.

3. Den gehackten Knoblauch, die Zitronenschale und die Paprikaflocken (falls verwendet) in die Pfanne geben. Etwa 1 Minute anbraten, bis der Knoblauch duftet.

4. Geben Sie die Garnelen in die Pfanne und kochen Sie sie auf jeder Seite etwa 2–3 Minuten lang oder bis sie rosa und undurchsichtig werden.

5. Nehmen Sie die Pfanne vom Herd und träufeln Sie den Zitronensaft über die gekochten Garnelen.

6. Geben Sie die gekochte Quinoa in eine Servierschüssel und belegen Sie sie mit den Zitronen-Knoblauch-Garnelen.

7. Nach Belieben mit frischer Petersilie garnieren.

8. Servieren Sie die Zitronen-Knoblauch-Garnelen mit Quinoa heiß und genießen Sie eine leichte und schmackhafte Mahlzeit.

Nährwerte (pro Portion):

- Kalorien: 280

- Protein: 25g

- Fett: 10g

- Kohlenhydrate: 24g

- Faser: 3g

Gebackener Kabeljau mit Tomaten-Oliven-Tapenade:

Zubereitungszeit: 10 Minuten

Kochzeit: 20 Minuten

Portionen: 4

Zutaten:

- 4 Kabeljaufilets

- Salz und Pfeffer nach Geschmack

- 2 Esslöffel Olivenöl

- 1 Tasse Kirschtomaten, halbiert

- 1/4 Tasse entkernte schwarze Oliven, gehackt

- 2 Esslöffel Kapern

- 2 Knoblauchzehen, gehackt

- 1 Esslöffel gehackter frischer Basilikum

- 1 Esslöffel gehackte frische Petersilie

- Zitronenschnitze zum Servieren

Richtungen:

1. Heizen Sie den Ofen auf 200 °C (400 °F) vor.

2. Die Kabeljaufilets von beiden Seiten mit Salz und Pfeffer würzen.

3. In einer kleinen Schüssel Olivenöl, Kirschtomaten, schwarze Oliven, Kapern, gehackten Knoblauch, gehacktes frisches

Basilikum und gehackte frische Petersilie vermischen, um die Tapenade zuzubereiten.

4. Die gewürzten Kabeljaufilets in eine Auflaufform legen.

5. Die Tapenade-Mischung über jedes Kabeljaufilet geben und gleichmäßig verteilen.

6. Backen Sie den Kabeljau im vorgeheizten Ofen etwa 15 bis 20 Minuten lang oder bis der Fisch undurchsichtig ist und sich mit einer Gabel leicht zerteilen lässt.

7. Den Kabeljau aus dem Ofen nehmen und einige Minuten ruhen lassen.

8. Den gebackenen Kabeljau mit Tomaten- und Oliventapenade heiß servieren, mit Zitronenschnitzen als Beilage zum Auspressen über den Fisch.

9. Genießen Sie ein köstliches und mediterran inspiriertes Meeresfrüchtegericht.

Nährwerte (pro Portion):

- Kalorien: 220

- Protein: 25g

- Fett: 10g

- Kohlenhydrate: 6g

- Ballaststoffe: 2g

Rindfleischpfanne mit Brokkoli und braunem Reis:

Zubereitungszeit: 15 Minuten

Kochzeit: 15 Minuten

Portionen: 4

Zutaten:

- 1 Pfund Rinderfilet oder Flanksteak, in dünne Scheiben geschnitten

- 1/4 Tasse natriumarme Sojasauce

- 2 Esslöffel Austernsauce

- 1 Esslöffel Maisstärke

- 1 Esslöffel Sesamöl

- 2 Knoblauchzehen, gehackt

- 1 Teelöffel geriebener frischer Ingwer

- 2 Tassen Brokkoliröschen

- 1 rote Paprika, in dünne Scheiben geschnitten

- 1 Esslöffel Pflanzenöl

- Gekochter brauner Reis zum Servieren

Richtungen:

1. In einer Schüssel Sojasauce, Austernsauce, Maisstärke, Sesamöl, gehackten Knoblauch und geriebenen Ingwer zu einer Marinade verrühren.

2. Legen Sie das geschnittene Rindfleisch in eine separate Schüssel und gießen Sie die Hälfte der Marinade darüber. Das Rindfleisch gleichmäßig umrühren und etwa 10 Minuten marinieren lassen.

3. Erhitzen Sie das Pflanzenöl in einer großen Pfanne oder einem Wok bei mittlerer bis hoher Hitze.

4. Geben Sie das marinierte Rindfleisch in die Pfanne und braten Sie es etwa 3–4 Minuten lang oder bis es gebräunt und auf den gewünschten Gargrad gegart ist. Nehmen Sie das Rindfleisch aus der Pfanne und legen Sie es beiseite.

5. In derselben Pfanne die Brokkoliröschen und die geschnittene rote Paprika hinzufügen. Unter Rühren etwa 3–4 Minuten braten, bis das Gemüse knusprig und zart ist.

6. Geben Sie das gekochte Rindfleisch mit dem Gemüse wieder in die Pfanne. Die restliche Marinade über das Rindfleisch und das Gemüse gießen. Weitere 1–2 Minuten unter Rühren braten, um alles zu erhitzen, und mit der Soße bestreichen.

7. Nehmen Sie die Pfanne vom Herd.

8. Servieren Sie das gebratene Rindfleisch mit Brokkoli über gekochtem braunem Reis.

9. Genießen Sie eine schmackhafte und nahrhafte Mahlzeit.

Nährwert (pro Portion):

- Kalorien: 350

- Protein: 28g

- Fett: 15g

- Kohlenhydrate: 26g

- Faser: 4g

Gefüllte Paprika mit Truthahn und Quinoa:

Zubereitungszeit: 20 Minuten

Kochzeit: 40 Minuten

Portionen: 4

Zutaten:

- 4 Paprika (jede Farbe), Oberteile entfernt und Kerne entfernt

- 1 Esslöffel Olivenöl

- 1 kleine Zwiebel, gewürfelt

- 2 Knoblauchzehen, gehackt

- 1 Pfund gemahlener Truthahn

- 1 Tasse gekochte Quinoa

- 1 Tasse gewürfelte Tomaten

- 1 Teelöffel getrockneter Oregano

- 1 Teelöffel getrocknetes Basilikum

- Salz und Pfeffer nach Geschmack

- 1/2 Tasse geriebener Mozzarella-Käse

- Frische Petersilie zum Garnieren (optional)

Richtungen:

1. Heizen Sie den Backofen auf 375 °F (190 °C) vor.

2. Einen großen Topf Wasser zum Kochen bringen. Fügen Sie die Paprika hinzu und kochen Sie sie etwa 3–4 Minuten lang oder bis sie leicht weich sind. Abtropfen lassen und beiseite stellen.

3. In einer großen Pfanne das Olivenöl bei mittlerer Hitze erhitzen. Die gewürfelten Zwiebeln und den gehackten Knoblauch dazugeben und etwa 2-3 Minuten anbraten, bis sie weich sind und duften.

4. Geben Sie das Putenhackfleisch in die Pfanne und kochen Sie es, indem Sie es mit einem Löffel zerkleinern, bis es gebräunt und durchgegart ist.

5. Gekochte Quinoa, Tomatenwürfel, getrockneten Oregano, getrocknetes Basilikum, Salz und Pfeffer unterrühren. Weitere 2-3 Minuten kochen lassen, um alles zu erhitzen und die Aromen zu vereinen.

6. Die gekochten Paprikaschoten mit der Puten-Quinoa-Mischung füllen und fest verpacken.

7. Die gefüllten Paprikaschoten in eine Auflaufform geben. Streuen Sie den geriebenen Mozzarella-Käse über die Paprika.

8. Im vorgeheizten Ofen etwa 25–30 Minuten backen, oder bis die Paprika weich und der Käse geschmolzen und goldbraun sind.

9. Aus dem Ofen nehmen und einige Minuten abkühlen lassen.

10. Nach Belieben mit frischer Petersilie garnieren.

11. Servieren Sie die gefüllten Paprikaschoten mit Truthahn und Quinoa heiß und genießen Sie eine gesunde und sättigende Mahlzeit.

Nährwert (pro Portion):

- Kalorien: 340

- Protein: 27g

- Fett: 13g

- Kohlenhydrate: 30g

- Faser: 6g

Gemüse-Tofu-Pfanne:

Zubereitungszeit: 15 Minuten

Kochzeit: 15 Minuten

Portionen: 4

Zutaten:

- 1 Esslöffel Pflanzenöl

- 1 Block (14 Unzen) fester Tofu, abgetropft und in Würfel geschnitten

- Salz und Pfeffer nach Geschmack

- 2 Knoblauchzehen, gehackt

- 1 Teelöffel geriebener frischer Ingwer

- 1 rote Paprika, in dünne Scheiben geschnitten

- 1 gelbe Paprika, in dünne Scheiben geschnitten

- 1 Tasse geschnittene Champignons

- 1 Zucchini, in dünne Scheiben geschnitten

- 1 Tasse Brokkoliröschen

- 1/4 Tasse natriumarme Sojasauce

- 2 Esslöffel Hoisinsauce

- 1 Esslöffel Reisessig

- 1 Teelöffel Sesamöl

- 2 Frühlingszwiebeln, gehackt

- Gekochter Reis oder Nudeln zum Servieren

Richtungen:

1. Erhitzen Sie das Pflanzenöl in einer großen Pfanne oder einem Wok bei mittlerer bis hoher Hitze.

2. Die Tofuwürfel mit Salz und Pfeffer würzen. Geben Sie den Tofu in die Pfanne und kochen Sie ihn unter gelegentlichem Rühren, bis er von allen Seiten goldbraun und knusprig ist. Nehmen Sie den Tofu aus der Pfanne und legen Sie ihn beiseite.

3. In derselben Pfanne den gehackten Knoblauch und den geriebenen Ingwer hinzufügen. Etwa 1 Minute anbraten, bis es duftet.

4. Geben Sie die in Scheiben geschnittene rote Paprika, die gelbe Paprika, die Pilze, die Zucchini und die Brokkoliröschen in die Pfanne. Unter Rühren etwa 3–4 Minuten braten, bis das Gemüse knusprig und zart ist.

5. In einer kleinen Schüssel Sojasauce, Hoisinsauce, Reisessig und Sesamöl zu einer Sauce verrühren.

6. Den gekochten Tofu mit dem Gemüse wieder in die Pfanne geben. Die Soße über den Tofu und das Gemüse gießen. Weitere 1–2 Minuten unter Rühren braten, um alles mit der Soße zu überziehen, und erhitzen.

7. Nehmen Sie die Pfanne vom Herd und streuen Sie gehackte Frühlingszwiebeln über die Pfanne.

8. Servieren Sie das gebratene Gemüse und den Tofu über gekochtem Reis oder Nudeln.

9. Genießen Sie eine köstliche und nahrhafte Mahlzeit auf pflanzlicher Basis.

Nährwert (pro Portion):

- Kalorien: 250

- Protein: 15g

- Fett: 12g

- Kohlenhydrate: 25g

- Faser: 6g

Gebackene Hähnchenschenkel mit Rosenkohl:

Zubereitungszeit: 10 Minuten

Kochzeit: 40 Minuten

Portionen: 4

Zutaten:

- 4 Hähnchenschenkel, mit Knochen und Haut

- Salz und Pfeffer nach Geschmack

- 1 Esslöffel Olivenöl

- 1 Pfund Rosenkohl, geputzt und halbiert

- 2 Knoblauchzehen, gehackt

- 1 Teelöffel getrockneter Thymian

- 1 Teelöffel Paprika

- 1/2 Teelöffel rote Paprikaflocken (optional)

- 1 Esslöffel Zitronensaft

- Zitronenschnitze zum Servieren (optional)

Richtungen:

1. Heizen Sie den Ofen auf 220 °C (425 °F) vor.

2. Die Hähnchenschenkel von beiden Seiten mit Salz und Pfeffer würzen.

3. Erhitzen Sie das Olivenöl in einer ofenfesten Pfanne bei mittlerer Hitze. Fügen Sie die Hähnchenschenkel mit der Haut nach unten hinzu und kochen Sie sie etwa 4 bis 5 Minuten lang oder bis die Haut goldbraun und knusprig ist. Die Hähnchenschenkel umdrehen und weitere 2 Minuten garen. Nehmen Sie das Huhn aus der Pfanne und legen Sie es beiseite.

4. In dieselbe Pfanne den Rosenkohl, den gehackten Knoblauch, den getrockneten Thymian, das Paprikapulver und die roten Pfefferflocken (falls verwendet) geben. Umrühren, um den Rosenkohl mit den Gewürzen zu überziehen.

5. Legen Sie die Hähnchenschenkel auf den Rosenkohl in der Pfanne.

6. Stellen Sie die Pfanne in den vorgeheizten Ofen und backen Sie sie etwa 30 bis 35 Minuten lang oder bis das Hähnchen gar ist und der Rosenkohl zart ist. Rühren Sie den Rosenkohl nach der Hälfte der Garzeit einmal um.

7. Nehmen Sie die Pfanne aus dem Ofen. Den Zitronensaft über das Hähnchen und den Rosenkohl träufeln.

8. Lassen Sie es vor dem Servieren einige Minuten ruhen.

9. Servieren Sie die gebackenen Hähnchenschenkel mit Rosenkohl und nach Wunsch mit Zitronenschnitzen als Beilage.

10. Genießen Sie ein schmackhaftes und gesundes Hühnchen-Abendessen.

Nährwert (pro Portion):

- Kalorien: 320

- Protein: 24g

- Fett: 21g

- Kohlenhydrate: 10g

- Faser: 4g

Mit Spinat und Ricotta gefüllte Hähnchenbrust:

Zubereitungszeit: 15 Minuten

Kochzeit: 25 Minuten

Portionen: 4

Zutaten:

- 4 Hähnchenbrustfilets ohne Knochen und Haut

- Salz und Pfeffer nach Geschmack

- 2 Tassen frische Spinatblätter

- 1 Tasse Ricotta-Käse

- 1/4 Tasse geriebener Parmesankäse

- 2 Knoblauchzehen, gehackt

- 1/2 Teelöffel getrocknetes Basilikum

- 1/2 Teelöffel getrockneter Oregano

- 1/4 Teelöffel rote Paprikaflocken (optional)

- 1/4 Tasse geriebener Mozzarella-Käse

- 2 Esslöffel Olivenöl

Richtungen:

1. Heizen Sie den Backofen auf 375 °F (190 °C) vor.

2. Die Hähnchenbrüste auf beiden Seiten mit Salz und Pfeffer würzen.

3. In einer Schüssel die frischen Spinatblätter, den Ricotta-Käse, den geriebenen Parmesan, den gehackten Knoblauch, das getrocknete Basilikum, den getrockneten Oregano und die Paprikaflocken (falls verwendet) vermischen. Zum Kombinieren gut vermischen.

Garnelen-Spargel-Pfanne:

Zubereitungszeit: 15 Minuten

Kochzeit: 10 Minuten

Portionen: 4

Zutaten:

- 1 Pfund Garnelen, geschält und entdarmt

- Salz und Pfeffer nach Geschmack

- 1 Esslöffel Pflanzenöl

- 2 Knoblauchzehen, gehackt

- 1 Teelöffel geriebener frischer Ingwer

- 1 Bund Spargel, geputzt und in 5 cm große Stücke geschnitten

- 1 rote Paprika, in dünne Scheiben geschnitten

- 1/4 Tasse natriumarme Sojasauce

- 2 Esslöffel Austernsauce

- 1 Esslöffel Honig

- 1 Teelöffel Maisstärke

- Gekochter Reis zum Servieren

Richtungen:

1. Die Garnelen mit Salz und Pfeffer abschmecken.

2. Erhitzen Sie das Pflanzenöl in einer großen Pfanne oder einem Wok bei mittlerer bis hoher Hitze.

3. Den gehackten Knoblauch und den geriebenen Ingwer in die Pfanne geben und etwa 1 Minute lang anbraten, bis ein angenehmer Duft entsteht.

4. Geben Sie die Garnelen in die Pfanne und braten Sie sie etwa 2-3 Minuten lang oder bis sie rosa und gar sind. Nehmen Sie die Garnelen aus der Pfanne und legen Sie sie beiseite.

5. In derselben Pfanne den Spargel und die geschnittene rote Paprika hinzufügen. Unter Rühren etwa 3–4 Minuten braten, bis das Gemüse knusprig und zart ist.

6. In einer kleinen Schüssel Sojasauce, Austernsauce, Honig und Maisstärke zu einer Sauce verrühren.

7. Geben Sie die gekochten Garnelen mit dem Gemüse wieder in die Pfanne. Die Soße über die Garnelen und das Gemüse gießen. Weitere 1–2 Minuten unter Rühren braten, um alles mit der Soße zu überziehen, und erhitzen.

8. Nehmen Sie die Pfanne vom Herd.

9. Servieren Sie die Garnelen-Spargel-Pfanne über gekochtem Reis.

10. Genießen Sie eine schnelle und köstliche Meeresfrüchtepfanne.

Nährwert (pro Portion):

- Kalorien: 250

- Protein: 25g

- Fett: 6g

- Kohlenhydrate: 24g

- Faser: 4g

Puten-Chili mit Bohnen:

Zubereitungszeit: 15 Minuten

Kochzeit: 45 Minuten

Portionen: 6

Zutaten:

- 1 Esslöffel Olivenöl

- 1 Zwiebel, gewürfelt

- 2 Knoblauchzehen, gehackt

- 1 Pfund gemahlener Truthahn

- 1 Esslöffel Chilipulver

- 1 Teelöffel gemahlener Kreuzkümmel

- 1/2 Teelöffel getrockneter Oregano

- 1/4 Teelöffel Cayennepfeffer (optional)

- 1 Dose (14 Unzen) gewürfelte Tomaten

- 1 Dose (14 Unzen) Tomatensauce

- 1 Dose (14 Unzen) Kidneybohnen, abgetropft und abgespült

- 1 Dose (14 Unzen) schwarze Bohnen, abgetropft und abgespült

- Salz und Pfeffer nach Geschmack

- Geriebener Käse, gehackte Frühlingszwiebeln und Sauerrahm zum Garnieren (optional)

Richtungen:

1. Das Olivenöl in einem großen Topf oder Schmortopf bei mittlerer Hitze erhitzen.

2. Die gewürfelten Zwiebeln und den gehackten Knoblauch in den Topf geben und ca. 2-3 Minuten anbraten, bis sie weich sind und duften.

3. Geben Sie das Putenhackfleisch in den Topf und kochen Sie es, indem Sie es mit einem Löffel zerkleinern, bis es gebräunt und durchgegart ist.

4. Chilipulver, gemahlenen Kreuzkümmel, getrockneten Oregano und Cayennepfeffer (falls verwendet) einrühren und eine weitere Minute kochen lassen, um die Gewürze zu rösten.

5. Gewürfelte Tomaten, Tomatensauce, Kidneybohnen und schwarze Bohnen in den Topf geben. Zum Kombinieren umrühren.

6. Bringen Sie das Chili zum Köcheln und reduzieren Sie dann die Hitze auf eine niedrige Stufe. Abdecken und etwa 30 Minuten köcheln lassen, dabei gelegentlich umrühren.

7. Mit Salz und Pfeffer abschmecken.

8. Servieren Sie das Truthahn-Chili heiß und garnieren Sie es mit geriebenem Käse, gehackten Frühlingszwiebeln und nach Wunsch mit Sauerrahm.

9. Genießen Sie eine wohltuende und herzhafte Schüssel Truthahn-Chili.

Nährwerte (pro Portion):

- Kalorien: 320

- Protein: 24g

- Fett: 9g

- Kohlenhydrate: 35g

- Ballaststoffe: 10 g

Auberginen-Parmesan mit Vollkornnudeln:

Zubereitungszeit: 30 Minuten

Kochzeit: 45 Minuten

Portionen: 6

Zutaten:

- 1 große Aubergine, in 1/4-Zoll-Runden geschnitten

- Salz zum Bestreuen

- 2 Tassen Vollkornnudeln

- 1 Tasse Semmelbrösel (vorzugsweise Vollkorn)

- 1/2 Tasse geriebener Parmesankäse

- 2 Eier, geschlagen

- 2 Tassen Marinara-Sauce

- 1 Tasse geriebener Mozzarella-Käse

- Frische Basilikumblätter zum Garnieren (optional)

Richtungen:

1. Heizen Sie den Backofen auf 375 °F (190 °C) vor.

2. Die Auberginenscheiben auf einem Backblech anordnen und mit Salz bestreuen. Lassen Sie sie etwa 15 Minuten lang ruhen, um überschüssige Feuchtigkeit abzugeben, und tupfen Sie sie dann mit einem Papiertuch trocken.

3. Die Vollkornnudeln nach Packungsanleitung al dente kochen. Abtropfen lassen und beiseite stellen.

4. In einer flachen Schüssel die Semmelbrösel und den geriebenen Parmesankäse vermischen.

5. Tauchen Sie jede Auberginenscheibe in die geschlagenen Eier, bestreichen Sie sie dann mit der Semmelbröselmischung und drücken Sie sie leicht an, damit sie festklebt.

6. Einen Schuss Olivenöl in einer großen Pfanne bei mittlerer Hitze erhitzen. Die panierten Auberginenscheiben portionsweise etwa 2–3 Minuten pro Seite anbraten, oder bis sie goldbraun sind. Übertragen Sie sie auf einen mit Papiertüchern ausgelegten Teller, um überschüssiges Öl abtropfen zu lassen.

7. Eine dünne Schicht Marinara-Sauce auf dem Boden einer Auflaufform verteilen. Legen Sie eine einzelne Schicht gekochter Auberginenscheiben darauf.

8. Etwas Marinara-Sauce über die Auberginenscheiben geben und anschließend geriebenen Mozzarella-Käse darüberstreuen. Wiederholen Sie die Schichten, bis alle Auberginenscheiben aufgebraucht sind, und legen Sie abschließend eine Schicht Marinara-Sauce und Mozzarella darauf.

9. Backen Sie den Auberginen-Parmesan im vorgeheizten Ofen etwa 25–30 Minuten lang oder bis der Käse geschmolzen ist und Blasen bildet.

10. Aus dem Ofen nehmen und einige Minuten abkühlen lassen.

11. Den Auberginen-Parmesan über Vollkornnudeln servieren, auf Wunsch mit frischen Basilikumblättern garniert.

12. Genießen Sie eine geschmackvolle und gesündere Variante eines klassischen italienischen Gerichts.

Nährwert (pro Portion):

- Kalorien: 350

- Protein: 17g

- Fett: 12g

- Kohlenhydrate: 45g

- Faser: 9g

Gebackener Teriyaki-Lachs mit gebratenem Gemüse:

Zubereitungszeit: 15 Minuten

Kochzeit: 20 Minuten

Portionen: 4

Zutaten:

- 4 Lachsfilets

- Salz und Pfeffer nach Geschmack

- 1/4 Tasse natriumarme Sojasauce

- 2 Esslöffel Honig

- 2 Esslöffel Reisessig

- 1 Esslöffel Sesamöl

- 2 Knoblauchzehen, gehackt

- 1 Teelöffel geriebener frischer Ingwer

- 2 Tassen gemischtes Pfannengemüse (z. B. Paprika, Brokkoli, Karotten und Zuckerschoten)

- Gekochter Reis zum Servieren

- Sesamkörner und geschnittene Frühlingszwiebeln zum Garnieren (optional)

Richtungen:

1. Heizen Sie den Ofen auf 200 °C (400 °F) vor.

2. Die Lachsfilets mit Salz und Pfeffer abschmecken und auf ein mit Backpapier ausgelegtes Backblech legen.

3. In einer kleinen Schüssel Sojasauce, Honig, Reisessig, Sesamöl, gehackten Knoblauch und geriebenen Ingwer verrühren, um die Teriyaki-Sauce herzustellen.

4. Gießen Sie die Hälfte der Teriyaki-Sauce über die Lachsfilets und bewahren Sie die restliche Sauce für später auf.

5. Backen Sie den Lachs im vorgeheizten Ofen etwa 12–15 Minuten lang oder bis er den gewünschten Gargrad erreicht hat.

6. Während der Lachs backt, erhitzen Sie einen Schuss Öl in einer Pfanne oder einem Wok bei mittlerer bis hoher Hitze.

7. Geben Sie das gebratene Gemüse in die Pfanne und braten Sie es etwa 3–4 Minuten lang oder bis es knusprig und zart ist.

8. Gießen Sie die reservierte Teriyaki-Sauce über das gebratene Gemüse und kochen Sie es eine weitere Minute lang, um es mit der Sauce zu überziehen.

9. Servieren Sie den gebackenen Teriyaki-Lachs über gekochtem Reis, mit dem gebratenen Gemüse als Beilage.

10. Nach Belieben mit Sesamkörnern und geschnittenen Frühlingszwiebeln garnieren.

11. Genießen Sie eine köstliche und gesunde asiatisch inspirierte Mahlzeit.

Nährwert (pro Portion):

- Kalorien: 350

- Protein: 25g

- Fett: 15g

- Kohlenhydrate: 25g

- Faser: 3g

Gefüllte Portobello-Pilze mit Quinoa und Spinat:

Zubereitungszeit: 20 Minuten

Kochzeit: 25 Minuten

Portionen: 4

Zutaten:

- 4 große Portobello-Pilze

- 1 Tasse gekochte Quinoa

- 1 Tasse frischer Spinat, gehackt

- 1/2 Tasse geriebener Mozzarella-Käse

- 1/4 Tasse geriebener Parmesankäse

- 2 Knoblauchzehen, gehackt

- 1 Esslöffel gehackter frischer Basilikum

- 1 Esslöffel Olivenöl

- Salz und Pfeffer nach Geschmack

Richtungen:

1. Heizen Sie den Backofen auf 375 °F (190 °C) vor.

2. Entfernen Sie die Stiele von den Portobello-Pilzen und kratzen Sie die Kiemen vorsichtig mit einem Löffel heraus.

3. In einer mittelgroßen Schüssel gekochtes Quinoa, gehackten Spinat, geriebenen Mozzarella, geriebenen Parmesan, gehackten

Knoblauch, gehacktes frisches Basilikum, Olivenöl, Salz und Pfeffer vermischen. Zum Kombinieren gut vermischen.

4. Die Quinoa-Spinat-Mischung gleichmäßig auf die Portobello-Pilze verteilen und die Hohlräume füllen.

5. Die gefüllten Champignons auf ein mit Backpapier ausgelegtes Backblech legen

Gegrillte Hähnchenspieße mit Zitronenkräutern

Zubereitungszeit: 20 Minuten

Marinierzeit: 1 Stunde

Kochzeit: 10 Minuten

Portionen: 4

Zutaten:

- 1,5 Pfund Hähnchenbrust ohne Knochen und Haut, in 2,5 cm große Würfel geschnitten

- Schale und Saft von 2 Zitronen

- 3 Esslöffel Olivenöl

- 2 Knoblauchzehen, gehackt

- 2 Esslöffel gehackte frische Kräuter (wie Rosmarin, Thymian und Petersilie)

- 1 Teelöffel Salz

- 1/2 Teelöffel schwarzer Pfeffer

- Spieße (bei Verwendung von Holzspießen diese vor der Verwendung 30 Minuten in Wasser einweichen)

Richtungen:

1. In einer Schüssel Zitronenschale, Zitronensaft, Olivenöl, gehackten Knoblauch, gehackte frische Kräuter, Salz und schwarzen Pfeffer zu einer Marinade vermischen.

2. Geben Sie die Hähnchenwürfel in die Marinade und schwenken Sie sie, um sie gleichmäßig zu bedecken. Lassen Sie das Hähnchen mindestens 1 Stunde im Kühlschrank marinieren.

3. Heizen Sie den Grill auf mittlere bis hohe Hitze vor.

4. Die marinierten Hähnchenwürfel auf Spieße stecken.

5. Die Spieße auf den vorgeheizten Grill legen und unter gelegentlichem Wenden etwa 8–10 Minuten garen, bis das Hähnchen gar ist und Grillspuren aufweist.

6. Nehmen Sie die Spieße vom Grill und lassen Sie sie vor dem Servieren einige Minuten ruhen.

7. Servieren Sie die mit Zitronenkräutern gegrillten Hähnchenspieße als leckeres und proteinreiches Hauptgericht.

8. Genießen Sie das saftige und aromatische Hühnchen mit einem Hauch von Zitrone und aromatischen Kräutern.

Nährwerte (pro Portion):

- Kalorien: 250

- Protein: 35g

- Fett: 10g

- Kohlenhydrate: 2g

- Faser: 0g

Gebackener Kabeljau mit Mangosalsa:

Zubereitungszeit: 15 Minuten

Kochzeit: 15 Minuten

Portionen: 4

Zutaten:

- 4 Kabeljaufilets

- Salz und Pfeffer nach Geschmack

- 1 Esslöffel Olivenöl

- 1 Teelöffel Paprika

- 1/2 Teelöffel Knoblauchpulver

- 1/2 Teelöffel getrockneter Thymian

- 1 Mango, gewürfelt

- 1/2 rote Paprika, gewürfelt

- 1/4 rote Zwiebel, fein gehackt

- 1 Jalapeño-Pfeffer, entkernt und gehackt

- Saft von 1 Limette

- 2 Esslöffel gehackter frischer Koriander

Richtungen:

1. Heizen Sie den Ofen auf 200 °C (400 °F) vor.

2. Die Kabeljaufilets mit Salz und Pfeffer abschmecken.

3. In einer kleinen Schüssel Olivenöl, Paprika, Knoblauchpulver und getrockneten Thymian zu einer Gewürzmischung vermischen.

4. Reiben Sie die Gewürzmischung gleichmäßig über beide Seiten der Kabeljaufilets.

5. Die gewürzten Kabeljaufilets auf ein mit Backpapier ausgelegtes Backblech legen.

6. Backen Sie den Kabeljau im vorgeheizten Ofen etwa 12–15 Minuten lang oder bis er gar ist und sich mit einer Gabel leicht zerteilen lässt.

7. Während der Kabeljau backt, bereiten Sie die Mangosalsa zu. In einer Schüssel gewürfelte Mango, gewürfelte rote Paprika, fein gehackte rote Zwiebeln, gehackte Jalapeño-Pfeffer, Limettensaft und gehackten frischen Koriander vermischen. Zum Kombinieren gut vermischen.

8. Den Kabeljau aus dem Ofen nehmen und einige Minuten ruhen lassen.

9. Servieren Sie den gebackenen Kabeljau mit einem großzügigen Löffel Mangosalsa darüber.

10. Genießen Sie ein leichtes und schmackhaftes Meeresfrüchtegericht.

Nährwerte (pro Portion):

- Kalorien: 200

- Protein: 25g

- Fett: 5g

- Kohlenhydrate: 15g

- Ballaststoffe: 2g

Gemüsecurry mit braunem Reis:

Zubereitungszeit: 15 Minuten

Kochzeit: 25 Minuten

Portionen: 4

Zutaten:

- 1 Esslöffel Pflanzenöl

- 1 Zwiebel, gewürfelt

- 2 Knoblauchzehen, gehackt

- 1 Esslöffel geriebener frischer Ingwer

- 1 Esslöffel Currypulver

- 1 Teelöffel gemahlener Kreuzkümmel

- 1/2 Teelöffel gemahlener Kurkuma

- 1/4 Teelöffel Cayennepfeffer (optional)

- 1 Dose (14 Unzen) Kokosmilch

- 2 Tassen gemischtes Gemüse (z. B. Blumenkohlröschen, Paprika, Karotten und Erbsen)

- 1 Dose (14 Unzen) Kichererbsen, abgetropft und abgespült

- Salz nach Geschmack

- Gekochter brauner Reis zum Servieren

- Gehackter frischer Koriander zum Garnieren (optional)

Richtungen:

1. Das Pflanzenöl in einer großen Pfanne oder einem Topf bei mittlerer Hitze erhitzen.

2. Die gewürfelten Zwiebeln in die Pfanne geben und ca. 3–4 Minuten anbraten, bis sie weich und durchscheinend sind.

3. Den gehackten Knoblauch, den geriebenen Ingwer, das Currypulver, den gemahlenen Kreuzkümmel, die gemahlene Kurkuma und den Cayennepfeffer (falls verwendet) unterrühren. Eine weitere Minute kochen lassen, bis es duftet.

4. Kokosmilch dazugeben und mit den Gewürzen verrühren.

5. Das gemischte Gemüse und die Kichererbsen in die Pfanne geben. Umrühren, um sie mit der Currysauce zu überziehen.

6. Bringen Sie die Mischung zum Kochen und reduzieren Sie dann die Hitze auf eine niedrige Stufe. Abdecken und etwa 15–20 Minuten köcheln lassen, bis das Gemüse weich ist.

7. Mit Salz abschmecken.

8. Servieren Sie das Gemüsecurry über gekochtem Naturreis.

9. Nach Belieben mit gehacktem frischem Koriander garnieren.

10. Genießen Sie ein schmackhaftes und nahrhaftes vegetarisches Curry.

Nährwert (pro Portion):

- Kalorien: 300

- Protein: 10g

- Fett: 15g

- Kohlenhydrate: 35g

- Faser: 8g

Truthahn-Gemüse-Kabobs:

Zubereitungszeit: 20 Minuten

Marinierzeit: 30 Minuten

Kochzeit: 15 Minuten

Portionen: 4

Zutaten:

- 1 Pfund Putenbrust, in 2,5 cm große Würfel geschnitten

- 1 Zucchini, in Scheiben geschnitten

- 1 gelbe Paprika, in Stücke geschnitten

- 1 rote Zwiebel, in Stücke geschnitten

- 1 Tasse Kirschtomaten

- 2 Esslöffel Olivenöl

- 2 Esslöffel Sojasauce

- 2 Esslöffel Zitronensaft

- 1 Teelöffel getrockneter Oregano

- 1/2 Teelöffel Knoblauchpulver

- Salz und Pfeffer nach Geschmack

- Spieße (bei Verwendung von Holzspießen diese vor der Verwendung 30 Minuten in Wasser einweichen)

Richtungen:

1. In einer Schüssel Olivenöl, Sojasauce, Zitronensaft, getrockneten Oregano, Knoblauchpulver, Salz und Pfeffer zu einer Marinade vermischen.

2. Die Putenwürfel in die Marinade geben und schwenken, um sie gleichmäßig zu bedecken. Lassen Sie den Truthahn mindestens 30 Minuten im Kühlschrank marinieren.

3. Heizen Sie den Grill auf mittlere bis hohe Hitze vor.

4. Die marinierten Putenwürfel abwechselnd mit den geschnittenen Zucchini, Paprikastücken, roten Zwiebelstücken und Kirschtomaten auf Spieße stecken.

5. Die Spieße auf den vorgeheizten Grill legen und unter gelegentlichem Wenden etwa 12–15 Minuten garen, bis der Truthahn gar und das Gemüse zart ist.

6. Nehmen Sie die Spieße vom Grill und lassen Sie sie vor dem Servieren einige Minuten ruhen.

7. Servieren Sie die Puten- und Gemüsespiesse als köstliche und gesunde Mahlzeit.

8. Genießen Sie die geschmackvolle Kombination aus zartem Truthahn und gegrilltem Gemüse.

Nährwert (pro Portion):

- Kalorien: 250

- Protein: 30g

- Fett: 9g

- Kohlenhydrate: 12g

- Faser: 3g

Gebackene Auberginen-Rollatini:

Zubereitungszeit: 30 Minuten

Kochzeit: 40 Minuten

Portionen: 4

Zutaten:

- 2 große Auberginen

- Salz zum Bestreuen

- Olivenöl zum Bestreichen

- 1 Tasse Ricotta-Käse

- 1/2 Tasse geriebener Parmesankäse

- 1 Ei

- 1/4 Tasse gehacktes frisches Basilikum

- 2 Tassen Marinara-Sauce

- 1 Tasse geriebener Mozzarella-Käse

Richtungen:

1. Heizen Sie den Backofen auf 375 °F (190 °C) vor.

2. Schneiden Sie die Auberginen der Länge nach in 0,6 cm dicke Scheiben.

3. Legen Sie die geschnittenen Auberginen auf ein mit Papiertüchern ausgelegtes Backblech. Streuen Sie Salz über die Auberginenscheiben und lassen Sie sie etwa 15 Minuten ruhen, um überschüssige Feuchtigkeit zu entfernen.

4. Nach 15 Minuten die Auberginenscheiben mit Papiertüchern trocken tupfen und auf beiden Seiten leicht mit Olivenöl bestreichen.

5. Ordnen Sie die Auberginenscheiben auf einem Backblech an und backen Sie sie im vorgeheizten Ofen etwa 15 Minuten lang oder bis sie zart und leicht golden sind.

6. Während die Aubergine backt, bereiten Sie die Füllung vor. In einer Schüssel Ricotta-Käse, geriebenen Parmesan, Ei und gehacktes frisches Basilikum vermengen. Zum Kombinieren gut vermischen.

7. Eine dünne Schicht Marinara-Sauce auf dem Boden einer Auflaufform verteilen.

8. Die gebackenen Auberginenscheiben aus dem Ofen nehmen und etwas abkühlen lassen.

9. Nehmen Sie einen Löffel der Ricotta-Mischung und verteilen Sie ihn gleichmäßig auf jeder Auberginenscheibe.

10. Rollen Sie die Auberginenscheiben auf und legen Sie sie mit der Naht nach unten in die Auflaufform.

11. Gießen Sie die restliche Marinara-Sauce über die Auberginen-Rollatini und streuen Sie den geriebenen Mozzarella-Käse darüber.

12. Decken Sie die Auflaufform mit Folie ab und backen Sie sie etwa 25 Minuten lang im Ofen, oder bis der Käse geschmolzen ist und Blasen bildet.

13. Entfernen Sie die Folie und backen Sie den Käse weitere 5 Minuten lang, um ihn leicht zu bräunen.

14. Lassen Sie die gebackenen Auberginen-Rollatini vor dem Servieren einige Minuten abkühlen.

15. Servieren Sie die Rollatini als köstliches vegetarisches Hauptgericht.

16. Genießen Sie die geschmackvolle Kombination aus gebackenen Auberginen, cremiger Ricotta-Füllung und Marinara-Sauce.

Nährwerte (pro Portion):

- Kalorien: 300

- Protein: 15g

- Fett: 15g

- Kohlenhydrate: 25g

- Faser: 8g

Kapitel 5:

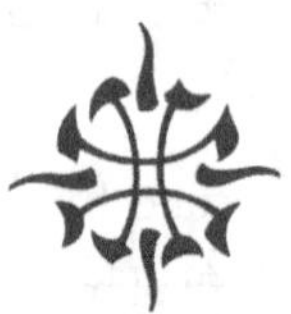

BEFRIEDIGENDE BEILAGEN UND SNACKS

Gerösteter Rosenkohl mit Balsamico-Glasur:

Zubereitungszeit: 10 Minuten

Kochzeit: 25 Minuten

Portionen: 4

Zutaten:

- 1 Pfund Rosenkohl, geputzt und halbiert

- 2 Esslöffel Olivenöl

- Salz und Pfeffer nach Geschmack

- 2 Esslöffel Balsamico-Essig

- 1 Esslöffel Honig (optional)

Richtungen:

1. Heizen Sie den Ofen auf 200 °C (400 °F) vor.

2. In einer Schüssel den Rosenkohl mit Olivenöl, Salz und Pfeffer vermengen, bis er gut bedeckt ist.

3. Den Rosenkohl in einer Schicht auf einem Backblech verteilen.

4. Den Rosenkohl im vorgeheizten Ofen etwa 20–25 Minuten rösten, bis er weich und leicht gebräunt ist, dabei nach der Hälfte der Zeit einmal umrühren.

5. In einem kleinen Topf den Balsamico-Essig und den Honig (falls verwendet) bei mittlerer Hitze erhitzen. Bringen Sie die Mischung zum Kochen und kochen Sie sie etwa 2–3 Minuten lang, bis sie leicht eindickt.

6. Die Balsamico-Glasur über den gerösteten Rosenkohl träufeln.

7. Den Rosenkohl vorsichtig umrühren, um ihn mit der Glasur zu überziehen.

8. Servieren Sie den gerösteten Rosenkohl als aromatische und nahrhafte Beilage.

9. Genießen Sie den karamellisierten und würzigen Rosenkohl mit einem Hauch Süße aus der Balsamico-Glasur.

Nährwerte (pro Portion):

- Kalorien: 120

- Protein: 4g

Fett: 7g

- Kohlenhydrate: 14g

- Faser: 4g

Mit Quinoa gefüllte Paprika:

Zubereitungszeit: 20 Minuten

Kochzeit: 30 Minuten

Portionen: 4

Zutaten:

- 4 Paprika (jede Farbe), Oberteile entfernt und Kerne entfernt

- 1 Tasse gekochte Quinoa

- 1 Tasse schwarze Bohnen, abgetropft und abgespült

- 1 Tasse Maiskörner

- 1/2 Tasse gewürfelte Tomaten

- 1/2 Tasse geriebener Cheddar-Käse (optional)

- 1/4 Tasse gehackter frischer Koriander

- 1 Teelöffel gemahlener Kreuzkümmel

- 1/2 Teelöffel Chilipulver

- Salz und Pfeffer nach Geschmack

Richtungen:

1. Heizen Sie den Backofen auf 375 °F (190 °C) vor.

2. In einer großen Schüssel gekochtes Quinoa, schwarze Bohnen, Maiskörner, Tomatenwürfel, geriebenen Cheddar-Käse (falls verwendet), gehackten frischen Koriander, gemahlenen Kreuzkümmel, Chilipulver, Salz und Pfeffer vermischen. Zum Kombinieren gut vermischen.

3. Die Paprika mit der Quinoa-Mischung füllen und fest andrücken.

4. Die gefüllten Paprikaschoten in eine Auflaufform geben.

5. Backen Sie die gefüllten Paprikaschoten im vorgeheizten Ofen etwa 25 bis 30 Minuten lang oder bis die Paprikaschoten weich und die Füllung durchgewärmt sind.

6. Nehmen Sie die gefüllten Paprikaschoten aus dem Ofen und lassen Sie sie vor dem Servieren einige Minuten abkühlen.

7. Servieren Sie die mit Quinoa gefüllten Paprikaschoten als sättigendes und nahrhaftes vegetarisches Hauptgericht.

8. Genießen Sie die farbenfrohe und geschmackvolle Kombination aus Quinoa, Gemüse und Gewürzen.

Nährwerte (pro Portion):

- Kalorien: 300

- Protein: 12g

Fett: 7g

- Kohlenhydrate: 52g

- Ballaststoffe: 10 g

Zucchini-Krapfen mit griechischer Joghurtsauce:

Zubereitungszeit: 15 Minuten

Kochzeit: 15 Minuten

Portionen: 4

Zutaten:

- 2 mittelgroße Zucchini, gerieben

- 1/2 Teelöffel Salz

- 1/4 Tasse Allzweckmehl

- 1/4 Tasse geriebener Parmesankäse

- 2 Frühlingszwiebeln, in dünne Scheiben geschnitten

- 1 großes Ei, leicht geschlagen

- 2 Esslöffel gehackter frischer Dill

- 1/4 Teelöffel schwarzer Pfeffer

- 2 Esslöffel Olivenöl

Griechische Joghurtsauce:

- 1/2 Tasse griechischer Joghurt

- 1 Esslöffel Zitronensaft

- 1 Esslöffel gehackter frischer Dill

- Salz und Pfeffer nach Geschmack

Richtungen:

1. Die geriebenen Zucchini in ein Sieb geben und mit Salz bestreuen. Lassen Sie es etwa 10 Minuten lang ruhen, um Feuchtigkeit abzugeben.

2. Drücken Sie die überschüssige Feuchtigkeit mit einem sauberen Küchentuch oder Papiertüchern aus der Zucchini.

3. In einer großen Schüssel geriebene Zucchini, Allzweckmehl, geriebenen Parmesankäse, dünn geschnittene Frühlingszwiebeln, leicht geschlagenes Ei, gehackten frischen Dill, Salz und schwarzen Pfeffer vermischen. Zum Kombinieren gut vermischen.

4. Das Olivenöl in einer großen Pfanne bei mittlerer Hitze erhitzen.

5. Geben Sie etwa 2 Esslöffel der Zucchinimischung in die Pfanne und drücken Sie sie mit einem Spatel leicht flach.

6. Backen Sie die Krapfen auf jeder Seite etwa 2–3 Minuten lang oder bis sie goldbraun und knusprig sind.

7. Nehmen Sie die fertigen Krapfen aus der Pfanne und legen Sie sie auf einen mit Küchenpapier ausgelegten Teller, um überschüssiges Öl aufzusaugen.

8. In einer kleinen Schüssel griechischen Joghurt, Zitronensaft, gehackten frischen Dill, Salz und Pfeffer vermischen, um die Joghurtsauce herzustellen.

9. Servieren Sie die Zucchini-Küchlein heiß mit der griechischen Joghurtsauce als Beilage.

10. Genießen Sie die knusprigen und aromatischen Zucchini-Küchlein mit der erfrischenden Würze der griechischen Joghurtsauce.

Nährwerte (pro Portion):

- Kalorien: 160

- Protein: 6g

- Fett: 9g

- Kohlenhydrate: 15g

- Ballaststoffe: 2g

Süßkartoffelpommes:

Zubereitungszeit: 10 Minuten

Kochzeit: 25 Minuten

Portionen: 4

Zutaten:

- 2 große Süßkartoffeln

- 2 Esslöffel Olivenöl

- 1 Teelöffel Paprika

- 1/2 Teelöffel Knoblauchpulver

- 1/2 Teelöffel Salz

- 1/4 Teelöffel schwarzer Pfeffer

Richtungen:

1. Heizen Sie den Ofen auf 220 °C (425 °F) vor.

2. Schälen Sie die Süßkartoffeln und schneiden Sie sie in dünne Streifen, die der Form von Pommes Frites ähneln.

3. In einer großen Schüssel die Süßkartoffelstreifen mit Olivenöl, Paprika, Knoblauchpulver, Salz und schwarzem Pfeffer vermengen, bis sie gut bedeckt sind.

4. Ordnen Sie die gewürzten Süßkartoffel-Pommes in einer Schicht auf einem Backblech an.

5. Backen Sie die Süßkartoffel-Pommes im vorgeheizten Ofen etwa 20–25 Minuten lang oder bis sie knusprig und goldbraun sind, und wenden Sie sie nach der Hälfte der Zeit einmal um.

6. Nehmen Sie die gebackenen Süßkartoffel-Pommes aus dem Ofen und lassen Sie sie vor dem Servieren einige Minuten abkühlen.

7. Servieren Sie die Süßkartoffel-Pommes als gesündere Alternative zu normalen Pommes, vollgepackt mit Geschmack und Nährstoffen.

8. Genießen Sie den knusprigen und leicht süßlichen Geschmack dieser köstlichen gebackenen Süßkartoffel-Pommes.

Nährwert (pro Portion):

- Kalorien: 160

- Protein: 2g

Fett: 7g

- Kohlenhydrate: 24g

- Faser: 4g

Edamame-Hummus mit Gemüsesticks:

Zubereitungszeit: 10 Minuten

Kochzeit: 5 Minuten

Portionen: 4

Zutaten:

- 1 Tasse geschältes Edamame, gekocht und abgekühlt

- 2 Esslöffel Tahini

- 2 Esslöffel Zitronensaft

- 1 Knoblauchzehe, gehackt

- 2 Esslöffel Olivenöl

- 1/2 Teelöffel gemahlener Kreuzkümmel

- Salz und Pfeffer nach Geschmack

- Verschiedene Gemüsesticks (Karotten, Sellerie, Paprika etc.) zum Servieren

Richtungen:

1. In einer Küchenmaschine das gekochte und abgekühlte Edamame, Tahini, Zitronensaft, gehackten Knoblauch, Olivenöl, gemahlenen Kreuzkümmel, Salz und Pfeffer vermischen.

2. Verarbeiten Sie die Zutaten, bis sie glatt und gut vermischt sind, und schaben Sie dabei nach Bedarf die Seiten der Schüssel ab.

3. Wenn der Hummus zu dick ist, können Sie einen oder zwei Esslöffel Wasser hinzufügen, um die gewünschte Konsistenz zu erreichen.

4. Geben Sie den Edamame-Hummus in eine Servierschüssel.

5. Servieren Sie den Edamame-Hummus mit verschiedenen Gemüsesticks als Dipper.

6. Genießen Sie den cremigen und nahrhaften Edamame-Hummus mit der knackigen Frische der Gemüsesticks.

Nährwerte (pro Portion – nur Hummus):

- Kalorien: 120

- Protein: 6g

- Fett: 9g

- Kohlenhydrate: 6g

- Ballaststoffe: 2g

Caprese-Spieße mit Balsamico-Glasur:

Zubereitungszeit: 15 Minuten

Kochzeit: 0 Minuten

Portionen: 4

Zutaten:

- 16 Kirschtomaten

- 16 kleine frische Mozzarella-Kugeln

- 16 frische Basilikumblätter

- Balsamico-Glasur zum Beträufeln

- Salz und Pfeffer nach Geschmack

- Holzspieße

Richtungen:

1. Auf jeden Spieß eine Kirschtomate, eine frische Mozzarellakugel und ein Basilikumblatt stecken und so lange wiederholen, bis alle Zutaten aufgebraucht sind.

2. Die Caprese-Spieße auf einer Servierplatte anrichten.

3. Die Spieße mit Balsamico-Glasur beträufeln.

4. Mit Salz und Pfeffer abschmecken.

5. Servieren Sie die Caprese-Spieße als lebendige und erfrischende Vorspeise oder als Salat.

6. Genießen Sie die Kombination aus süßen Tomaten, cremigem Mozzarella und duftendem Basilikum mit der würzigen Balsamico-Glasur.

Nährwerte (pro Portion):

- Kalorien: 120

- Protein: 7g

- Fett: 8g

- Kohlenhydrate: 6g

- Ballaststoffe: 1g

Gerösteter Blumenkohl mit Parmesan:

Zubereitungszeit: 10 Minuten

Kochzeit: 25 Minuten

Portionen: 4

Zutaten:

- 1 Kopf Blumenkohl, in Röschen geschnitten

- 2 Esslöffel Olivenöl

- 1/4 Tasse geriebener Parmesankäse

- 1 Teelöffel Knoblauchpulver

- Salz und Pfeffer nach Geschmack

- Frische Petersilie zum Garnieren (optional)

Richtungen:

1. Heizen Sie den Ofen auf 220 °C (425 °F) vor.

2. In einer großen Schüssel die Blumenkohlröschen mit Olivenöl, geriebenem Parmesan, Knoblauchpulver, Salz und Pfeffer vermischen, bis sie gut bedeckt sind.

3. Die gewürzten Blumenkohlröschen in einer Schicht auf einem Backblech verteilen.

4. Den Blumenkohl im vorgeheizten Ofen etwa 20–25 Minuten rösten, bis er zart und goldbraun ist, dabei nach der Hälfte der Zeit einmal umrühren.

5. Den gerösteten Blumenkohl aus dem Ofen nehmen und nach Wunsch mit frischer Petersilie garnieren.

6. Servieren Sie den gerösteten Blumenkohl als köstliche und nahrhafte Beilage.

7. Genießen Sie den knusprigen und aromatischen Blumenkohl mit einer nussigen Note des Parmesankäses.

Nährwert (pro Portion):

- Kalorien: 120

- Protein: 6g

- Fett: 8g

- Kohlenhydrate: 9g

- Faser: 4g

Gurken-Tomaten-Salsa mit Vollkorn-Pita-Chips:

Zubereitungszeit: 15 Minuten

Kochzeit: 10 Minuten

Portionen: 4

Zutaten:

- 1 Tasse gewürfelte Gurke

- 1 Tasse gewürfelte Tomaten

- 1/4 Tasse gewürfelte rote Zwiebel

- 1 Jalapeño-Pfeffer, entkernt und fein gehackt (optional)

- 2 Esslöffel gehackter frischer Koriander

- 1 Esslöffel Limettensaft

- Salz und Pfeffer nach Geschmack

- Vollkorn-Fladenbrot, in Dreiecke geschnitten und geröstet

Richtungen:

1. In einer Schüssel gewürfelte Gurken, gewürfelte Tomaten, gewürfelte rote Zwiebeln, gehackte Jalapeño-Pfeffer (falls verwendet), gehackten frischen Koriander, Limettensaft, Salz und Pfeffer vermischen.

2. Gut vermischen, um alle Zutaten zu vermischen.

3. Lassen Sie die Salsa einige Minuten ruhen, damit sich die Aromen vermischen.

4. Servieren Sie die Gurken-Tomaten-Salsa mit gerösteten Vollkorn-Pita-Chips.

5. Genießen Sie die erfrischende und würzige Salsa mit den knusprigen Pita-Chips.

Nährwerte (pro Portion):

- Kalorien: 60

- Protein: 2g

- Fett: 1g

- Kohlenhydrate: 13g

- Faser: 3g

Gebackene Parmesan-Zucchini-Chips:

Zubereitungszeit: 10 Minuten

Kochzeit: 20 Minuten

Portionen: 4

Zutaten:

- 2 mittelgroße Zucchini, in dünne Scheiben geschnitten

- 1/4 Tasse geriebener Parmesankäse

- 1/4 Tasse Semmelbrösel (vorzugsweise Vollkorn)

- 1/2 Teelöffel Knoblauchpulver

- 1/2 Teelöffel getrockneter Oregano

- Salz und Pfeffer nach Geschmack

- Kochspray

Richtungen:

1. Heizen Sie den Ofen auf 220 °C (425 °F) vor.

2. In einer flachen Schüssel geriebenen Parmesan, Semmelbrösel, Knoblauchpulver, getrockneten Oregano, Salz und Pfeffer vermischen.

3. Tauchen Sie jede Zucchinischeibe in die Parmesanmischung und drücken Sie sie fest, um beide Seiten gleichmäßig zu bedecken.

4. Legen Sie die beschichteten Zucchinischeiben auf ein mit Kochspray bestrichenes Backblech.

5. Besprühen Sie die Oberseite der Zucchinischeiben leicht mit Kochspray.

6. Backen Sie die Zucchinichips im vorgeheizten Ofen etwa 15–20 Minuten lang oder bis sie goldbraun und knusprig sind.

7. Nehmen Sie die gebackenen Zucchinichips aus dem Ofen und lassen Sie sie vor dem Servieren etwas abkühlen.

8. Servieren Sie die gebackenen Parmesan-Zucchini-Chips als gesündere Alternative zu herkömmlichen Kartoffelchips.

9. Genießen Sie die knusprige Textur und den herzhaften Geschmack dieser köstlichen Zucchini-Chips.

Nährwerte (pro Portion):

- Kalorien: 90

- Protein: 5g

- Fett: 3g

- Kohlenhydrate: 12g

- Ballaststoffe: 2g

Griechischer Joghurt-Kräuter-Dip mit frischem Gemüse:

Zubereitungszeit: 10 Minuten

Kochzeit: 0 Minuten

Portionen: 4

Zutaten:

- 1 Tasse griechischer Joghurt

- 1 Esslöffel gehackter frischer Dill

- 1 Esslöffel gehackte frische Petersilie

- 1 Esslöffel gehackter frischer Schnittlauch

- 1 Knoblauchzehe, gehackt

- 1 Esslöffel Zitronensaft

- Salz und Pfeffer nach Geschmack

- Verschiedene frische Gemüsesorten (Karotten, Gurken, Paprika, Kirschtomaten usw.) zum Dippen

Richtungen:

1. In einer Schüssel griechischen Joghurt, gehackten frischen Dill, gehackte frische Petersilie, gehackten frischen Schnittlauch, gehackte Knoblauchzehe, Zitronensaft, Salz und Pfeffer vermischen.

2. Gut umrühren, um alle Zutaten miteinander zu vermischen.

3. Abschmecken und bei Bedarf nachwürzen.

4. Geben Sie den griechischen Joghurt-Kräuter-Dip in eine Servierschüssel.

5. Das frische Gemüse auf einer Platte anrichten.

6. Servieren Sie den Dip mit griechischem Joghurt und Kräutern zusammen mit dem frischen Gemüse für einen gesunden und geschmackvollen Snack oder eine Vorspeise.

7. Genießen Sie den cremig-würzigen Dip mit der Knusprigkeit des frischen Gemüses.

Nährwerte (pro Portion):

- Kalorien: 70

- Protein: 6g

- Fett: 1g

- Kohlenhydrate: 8g

- Ballaststoffe: 1g

Mit Knoblauch geröstete grüne Bohnen:

Zubereitungszeit: 10 Minuten

Kochzeit: 15 Minuten

Portionen: 4

Zutaten:

- 1 Pfund frische grüne Bohnen, Enden abgeschnitten

- 2 Esslöffel Olivenöl

- 3 Knoblauchzehen, gehackt

- 1/2 Teelöffel Salz

- 1/4 Teelöffel schwarzer Pfeffer

- Zitronenschnitze zum Servieren (optional)

Richtungen:

1. Heizen Sie den Ofen auf 220 °C (425 °F) vor.

2. In einer großen Schüssel die grünen Bohnen mit Olivenöl, gehacktem Knoblauch, Salz und schwarzem Pfeffer vermengen, bis sie gut bedeckt sind.

3. Die gewürzten grünen Bohnen in einer Schicht auf einem Backblech verteilen.

4. Rösten Sie die grünen Bohnen im vorgeheizten Ofen etwa 12–15 Minuten lang oder bis sie weich und leicht karamellisiert sind, und rühren Sie dabei nach der Hälfte der Zeit einmal um.

5. Nehmen Sie die gerösteten grünen Bohnen aus dem Ofen und drücken Sie bei Bedarf frischen Zitronensaft darüber.

6. Servieren Sie die mit Knoblauch gerösteten grünen Bohnen als köstliche und nahrhafte Beilage.

7. Genießen Sie den lebendigen Geschmack und die knusprige Textur dieser aromatischen grünen Bohnen.

Nährwerte (pro Portion):

- Kalorien: 80

- Protein: 2g

- Fett: 6g

- Kohlenhydrate: 7g

- Faser: 3g

Gebackene Büffel-Blumenkohl-Häppchen:

Zubereitungszeit: 15 Minuten

Kochzeit: 25 Minuten

Portionen: 4

Zutaten:

- 1 Kopf Blumenkohl, in Röschen geschnitten

- 1/2 Tasse Allzweckmehl (oder glutenfreies Mehl)

- 1/2 Tasse Milch (oder milchfreie Milch)

- 1/2 Tasse Büffelsauce

- 2 Esslöffel geschmolzene Butter (oder vegane Butter)

- 1/2 Teelöffel Knoblauchpulver

- 1/2 Teelöffel Zwiebelpulver

- Salz und Pfeffer nach Geschmack

- Ranch- oder Blauschimmelkäse-Dressing zum Dippen (optional)

Richtungen:

1. Heizen Sie den Ofen auf 230 °C (450 °F) vor. Ein Backblech mit Backpapier auslegen.

2. In einer Schüssel Mehl, Milch, Knoblauchpulver, Zwiebelpulver, Salz und Pfeffer zu einem Teig verrühren.

3. Tauchen Sie jedes Blumenkohlröschen in den Teig, schütteln Sie überschüssiges Material ab und legen Sie es auf das vorbereitete Backblech.

4. Wiederholen, bis alle Blumenkohlröschen mit dem Teig bedeckt sind.

5. Backen Sie den Blumenkohl im vorgeheizten Ofen etwa 20–25 Minuten lang oder bis er goldbraun und knusprig ist.

6. In einer separaten Schüssel die Büffelsauce und die geschmolzene Butter vermischen.

7. Die gebackenen Blumenkohlröschen in der Büffelsaucenmischung wenden, bis sie gleichmäßig bedeckt sind.

8. Den panierten Blumenkohl für weitere 5 Minuten in den Ofen stellen, damit die Soße einziehen kann.

9. Nehmen Sie die gebackenen Büffel-Blumenkohlstückchen aus dem Ofen und lassen Sie sie vor dem Servieren etwas abkühlen.

10. Servieren Sie die Blumenkohlhäppchen nach Belieben mit Ranch- oder Blauschimmelkäse-Dressing zum Dippen.

11. Genießen Sie den würzigen und würzigen Geschmack dieser köstlichen Büffel-Blumenkohl-Häppchen.

Nährwert (pro Portion):

- Kalorien: 140

- Protein: 5g

- Fett: 6g

- Kohlenhydrate: 18g

- Faser: 3g

Mit Quinoa und schwarzen Bohnen gefüllte Pilze:

Zubereitungszeit: 15 Minuten

Kochzeit: 25 Minuten

Portionen: 4

Zutaten:

- 8 große Pilze, Stiele entfernt

- 1/2 Tasse gekochte Quinoa

- 1/2 Tasse schwarze Bohnen, abgespült und abgetropft

- 1/4 Tasse gewürfelte rote Paprika

- 1/4 Tasse gewürfelte rote Zwiebel

- 1/4 Tasse geriebener Cheddar-Käse (oder veganer Käse)

- 1 Esslöffel gehackte frische Petersilie

- 1/2 Teelöffel Kreuzkümmel

- 1/4 Teelöffel Chilipulver

- Salz und Pfeffer nach Geschmack

Richtungen:

1. Heizen Sie den Backofen auf 375 °F (190 °C) vor. Ein Backblech mit Backpapier auslegen.

2. In einer Schüssel gekochtes Quinoa, schwarze Bohnen, gewürfelte rote Paprika, gewürfelte rote Zwiebeln, geriebenen Cheddar-Käse, gehackte frische Petersilie, Kreuzkümmel, Chilipulver, Salz und Pfeffer vermischen.

3. Gut umrühren, um alle Zutaten miteinander zu vermischen.

4. Füllen Sie jeden Pilzhut mit der Mischung aus Quinoa und schwarzen Bohnen und drücken Sie ihn vorsichtig nach unten.

5. Die gefüllten Champignons auf das vorbereitete Backblech legen.

6. Backen Sie die gefüllten Pilze im vorgeheizten Ofen etwa 20–25 Minuten lang oder bis die Pilze weich sind und der Käse geschmolzen ist und Blasen bildet.

7. Die gefüllten Champignons aus dem Ofen nehmen und vor dem Servieren etwas abkühlen lassen.

8. Servieren Sie die mit Quinoa und schwarzen Bohnen gefüllten Pilze als geschmackvolle und proteinreiche Vorspeise oder Beilage.

9. Genießen Sie die Kombination aus herzhaften Pilzen, herzhaftem Quinoa und schwarzen Bohnen.

Nährwert (pro Portion):

Gewürzte geröstete Kichererbsen:

Zubereitungszeit: 10 Minuten

Kochzeit: 40 Minuten

Portionen: 4

Zutaten:

- 2 Dosen (je 15 Unzen) Kichererbsen, abgetropft und abgespült

- 2 Esslöffel Olivenöl

- 1 Teelöffel gemahlener Kreuzkümmel

- 1 Teelöffel Paprika

- 1/2 Teelöffel Knoblauchpulver

- 1/2 Teelöffel Chilipulver

- 1/4 Teelöffel Cayennepfeffer (optional für zusätzliche Schärfe)

- Salz nach Geschmack

Richtungen:

1. Heizen Sie den Ofen auf 200 °C (400 °F) vor. Ein Backblech mit Backpapier auslegen.

2. Tupfen Sie die Kichererbsen mit einem sauberen Küchentuch oder Papiertüchern trocken, um überschüssige Feuchtigkeit zu entfernen.

3. In einer großen Schüssel die Kichererbsen mit Olivenöl, gemahlenem Kreuzkümmel, Paprika, Knoblauchpulver, Chilipulver, Cayennepfeffer (falls gewünscht) und Salz vermischen, bis sie gut bedeckt sind.

4. Die gewürzten Kichererbsen in einer Schicht auf dem vorbereiteten Backblech verteilen.

5. Rösten Sie die Kichererbsen im vorgeheizten Ofen etwa 30–40 Minuten lang oder bis sie knusprig und goldbraun sind. Rühren Sie sie dabei alle 10–15 Minuten um, um eine gleichmäßige Bräunung zu erzielen.

6. Die gerösteten Kichererbsen aus dem Ofen nehmen und vor dem Servieren etwas abkühlen lassen.

7. Servieren Sie die gewürzten gerösteten Kichererbsen als knusprigen und proteinreichen Snack oder als Topping für Salate.

8. Genießen Sie die geschmackvolle Gewürzkombination mit dem satten Knacken dieser gerösteten Kichererbsen.

Nährwert (pro Portion):

- Kalorien: 180

- Protein: 7g

- Fett: 6g

- Kohlenhydrate: 24g

- Faser: 7g

Süßkartoffel-Grünkohl-Hash:

Zubereitungszeit: 15 Minuten

Kochzeit: 25 Minuten

Portionen: 4

Zutaten:

- 2 große Süßkartoffeln, geschält und gewürfelt

- 2 Esslöffel Olivenöl

- 1 kleine Zwiebel, gewürfelt

- 2 Knoblauchzehen, gehackt

- 2 Tassen Grünkohl, gehackt

- 1 Teelöffel Paprika

- 1/2 Teelöffel gemahlener Kreuzkümmel

- Salz und Pfeffer nach Geschmack

- Frische Petersilie zum Garnieren (optional)

Richtungen:

1. Das Olivenöl in einer großen Pfanne bei mittlerer Hitze erhitzen.

2. Geben Sie die gewürfelten Süßkartoffeln in die Pfanne und kochen Sie sie etwa 10 Minuten lang oder bis sie leicht zart sind, wobei Sie gelegentlich umrühren.

3. Die gewürfelte Zwiebel und den gehackten Knoblauch in die Pfanne geben und weitere 3–4 Minuten braten, oder bis die Zwiebel glasig wird.

4. Gehackten Grünkohl, Paprika, gemahlenen Kreuzkümmel, Salz und Pfeffer unterrühren. Weitere 5 Minuten kochen lassen, oder bis der Grünkohl zusammengefallen ist und die Süßkartoffeln vollständig gekocht und leicht karamellisiert sind.

5. Das Süßkartoffel-Grünkohl-Hash vom Herd nehmen und bei Bedarf mit frischer Petersilie garnieren.

6. Servieren Sie das Süßkartoffel-Grünkohl-Hash als köstliche und nahrhafte Beilage zum Frühstück, Mittag- oder Abendessen.

7. Genießen Sie die Kombination aus Süßkartoffeln, herzhaftem Grünkohl und aromatischen Gewürzen in diesem geschmackvollen und sättigenden Gericht.

Nährwert (pro Portion):

- Kalorien: 180

- Protein: 4g

Fett: 7g

- Kohlenhydrate: 27g

- Ballaststoffe: 5 g

Mittelmeer-Quinoa-Salat:

Zubereitungszeit: 15 Minuten

Kochzeit: 15 Minuten

Portionen: 4

Zutaten:

- 1 Tasse Quinoa

- 2 Tassen Wasser oder Gemüsebrühe

- 1 Tasse Kirschtomaten, halbiert

- 1 Gurke, gewürfelt

- 1/2 rote Zwiebel, in dünne Scheiben geschnitten

- 1/2 Tasse Kalamata-Oliven, entkernt und halbiert

- 1/4 Tasse frische Petersilie, gehackt

- 1/4 Tasse frische Minze, gehackt

- 1/4 Tasse Feta-Käse, zerbröckelt

- 2 Esslöffel natives Olivenöl extra

- 2 Esslöffel Zitronensaft

- Salz und Pfeffer nach Geschmack

Richtungen:

1. Spülen Sie die Quinoa gründlich unter kaltem Wasser ab.

2. In einem Topf Wasser oder Gemüsebrühe zum Kochen bringen. Den abgespülten Quinoa dazugeben und die Hitze auf niedrige Stufe reduzieren.

3. Den Topf abdecken und etwa 15 Minuten köcheln lassen, bis die Quinoa gar ist und die Flüssigkeit aufgesogen ist.

4. Quinoa vom Herd nehmen und abkühlen lassen.

5. In einer großen Schüssel gekochtes Quinoa, Kirschtomaten, Gurke, rote Zwiebel, Kalamata-Oliven, Petersilie, Minze und Feta-Käse vermischen.

6. In einer kleinen Schüssel Olivenöl, Zitronensaft, Salz und Pfeffer verrühren, um das Dressing herzustellen.

7. Gießen Sie das Dressing über den Quinoa-Salat und vermischen Sie alle Zutaten.

8. Passen Sie die Gewürze bei Bedarf an.

9. Lassen Sie den mediterranen Quinoa-Salat einige Minuten ruhen, damit sich die Aromen vermischen.

10. Servieren Sie den Salat gekühlt oder bei Zimmertemperatur als erfrischende und nahrhafte Mahlzeit pur oder als Beilage.

11. Genießen Sie die leuchtenden Farben und Aromen dieses mediterran inspirierten Quinoa-Salats.

Nährwerte (pro Portion):

- Kalorien: 290

- Protein: 8g

- Fett: 13g

- Kohlenhydrate: 36g

- Faser: 6g

Gebackene Parmesan-Spargel-Pommes:

Zubereitungszeit: 10 Minuten

Kochzeit: 15 Minuten

Portionen: 4

Zutaten:

- 1 Bund Spargel, Enden abgeschnitten

- 1/2 Tasse geriebener Parmesankäse

- 1/4 Tasse Semmelbrösel

- 1/2 Teelöffel Knoblauchpulver

- 1/4 Teelöffel Paprika

- Salz und Pfeffer nach Geschmack

- 2 große Eier, geschlagen

Richtungen:

1. Heizen Sie den Ofen auf 220 °C (425 °F) vor. Ein Backblech mit Backpapier auslegen.

2. In einer flachen Schüssel geriebenen Parmesan, Semmelbrösel, Knoblauchpulver, Paprika, Salz und Pfeffer vermischen.

3. Tauchen Sie jede Spargelstange in die verquirlten Eier und lassen Sie den Überschuss abtropfen.

4. Den Spargel in der Parmesanmischung wälzen und leicht andrücken, damit der Überzug festklebt.

5. Die panierten Spargelpommes in einer Schicht auf das vorbereitete Backblech legen.

6. Backen Sie die Spargelpommes im vorgeheizten Ofen etwa 12–15 Minuten lang oder bis sie goldbraun und knusprig sind.

7. Die gebackenen Parmesan-Spargel-Pommes aus dem Ofen nehmen und vor dem Servieren etwas abkühlen lassen.

8. Servieren Sie die Spargel-Pommes als geschmackvolle und gesündere Alternative zu herkömmlichen Pommes.

9. Genießen Sie die knusprige Textur und den käsigen Geschmack dieser köstlichen gebackenen Spargel-Pommes.

Nährwerte (pro Portion):

- Kalorien: 120

- Protein: 10g

- Fett: 6g

- Kohlenhydrate: 8g

- Ballaststoffe: 2g

Gefüllte Caprese-Quinoa-Tomaten:

Zubereitungszeit: 15 Minuten

Kochzeit: 0 Minuten

Portionen: 4

Zutaten:

- 4 große Tomaten

- 1 Tasse gekochte Quinoa

- 1/2 Tasse frischer Mozzarella-Käse, gewürfelt

- 1/4 Tasse frische Basilikumblätter, gehackt

- 2 Esslöffel Balsamico-Essig

- 2 Esslöffel natives Olivenöl extra

- Salz und Pfeffer nach Geschmack

Richtungen:

1. Schneiden Sie die Oberseite jeder Tomate ab und löffeln Sie das Fruchtfleisch und die Kerne heraus, sodass ein Hohlraum für die Füllung entsteht. Beiseite legen.

2. In einer Schüssel den gekochten Quinoa, den gewürfelten Mozzarella-Käse, die gehackten Basilikumblätter, den Balsamico-Essig, das Olivenöl, Salz und Pfeffer vermischen. Gut umrühren, um alle Zutaten miteinander zu vermischen.

3. Die Quinoa-Mischung in die ausgehöhlten Tomaten geben und leicht andrücken.

4. Bei Bedarf noch etwas Balsamico-Essig und Olivenöl über die gefüllten Tomaten träufeln.

5. Servieren Sie die mit Caprese-Quinoa gefüllten Tomaten als leichte und erfrischende Vorspeise oder Beilage.

6. Genießen Sie die Kombination aus saftigen Tomaten, cremigem Mozzarella und würzigem Quinoa in diesem köstlichen Gericht.

Nährwert (pro Portion):

- Kalorien: 180

- Protein: 7g

- Fett: 9g

- Kohlenhydrate: 18g

- Faser: 3g

Salat mit gerösteten Rüben und Ziegenkäse:

Zubereitungszeit: 15 Minuten

Kochzeit: 45 Minuten

Portionen: 4

Zutaten:

- 4 mittelgroße Rüben, geschält und in Würfel geschnitten

- 2 Esslöffel Olivenöl

- Salz und Pfeffer nach Geschmack

- 6 Tassen gemischter Salat

- 1/2 Tasse zerbröselter Ziegenkäse

- 1/4 Tasse gehackte Walnüsse

- 2 Esslöffel Balsamico-Essig

- 1 Esslöffel Honig

Richtungen:

1. Heizen Sie den Ofen auf 200 °C (400 °F) vor. Ein Backblech mit Backpapier auslegen.

2. In einer Schüssel die Rübenwürfel mit Olivenöl, Salz und Pfeffer vermengen, bis sie gut bedeckt sind.

3. Die gewürzten Rübenwürfel in einer Schicht auf dem vorbereiteten Backblech verteilen.

4. Rösten Sie die Rüben im vorgeheizten Ofen etwa 40–45 Minuten lang oder bis sie weich sind, wenn Sie sie mit einer Gabel einstechen.

5. Die gerösteten Rüben aus dem Ofen nehmen und etwas abkühlen lassen.

6. In einer großen Salatschüssel den gemischten Salat, die gerösteten Rüben, den zerbröckelten Ziegenkäse und die gehackten Walnüsse vermischen.

7. In einer kleinen Schüssel Balsamico-Essig und Honig verrühren, um das Dressing herzustellen.

8. Das Dressing über den Salat träufeln und vorsichtig umrühren, sodass alle Zutaten bedeckt sind.

9. Passen Sie die Gewürze bei Bedarf an.

10. Servieren Sie den Salat mit gerösteten Rüben und Ziegenkäse als lebendige und aromatische Beilage oder als leichte Mahlzeit.

11. Genießen Sie die Kombination aus erdig gerösteten Rüben, cremigem Ziegenkäse und knackigen Walnüssen in diesem köstlichen Salat.

Nährwert (pro Portion):

- Kalorien: 220

- Protein: 7g

- Fett: 15g

- Kohlenhydrate: 17g

- Faser: 4g

Gebackene Auberginen-Pommes:

Zubereitungszeit: 15 Minuten

Kochzeit: 20 Minuten

Portionen: 4

Zutaten:

- 1 große Aubergine

- 1/2 Tasse Allzweckmehl

- 2 große Eier, geschlagen

- 1 Tasse Semmelbrösel

- 1/4 Tasse geriebener Parmesankäse

- 1 Teelöffel getrockneter Oregano

- 1/2 Teelöffel Knoblauchpulver

- 1/2 Teelöffel Paprika

- Salz und Pfeffer nach Geschmack

- Kochspray

Richtungen:

1. Heizen Sie den Ofen auf 220 °C (425 °F) vor. Ein Backblech mit Backpapier auslegen und leicht mit Kochspray einfetten.

2. Schneiden Sie die Aubergine in lange, dünne Streifen, die Pommes Frites ähneln.

3. In drei separate Schüsseln Mehl, geschlagene Eier und Semmelbrösel geben, mit Parmesankäse, getrocknetem Oregano, Knoblauchpulver, Paprika, Salz und Pfeffer vermischen.

4. Tauchen Sie jeden Auberginenstreifen in das Mehl und schütteln Sie überschüssiges Mehl ab.

5. Als nächstes tauchen Sie den bemehlten Auberginenstreifen in die verquirlten Eier und lassen den Überschuss abtropfen.

6. Zum Schluss den Auberginenstreifen mit der Semmelbröselmischung bestreichen und leicht andrücken, damit der Überzug festklebt.

7. Legen Sie die panierten Auberginen-Pommes in einer Schicht auf das vorbereitete Backblech.

8. Sprühen Sie die Pommes leicht mit Kochspray ein.

9. Die Auberginen-Pommes im vorgeheizten Ofen etwa 20 Minuten backen oder bis sie goldbraun und knusprig sind, dabei nach der Hälfte der Zeit wenden.

10. Nehmen Sie die gebackenen Auberginen-Pommes aus dem Ofen und lassen Sie sie vor dem Servieren etwas abkühlen.

11. Servieren Sie die Auberginen-Pommes als köstliche und gesündere Alternative zu herkömmlichen Pommes Frites.

12. Genießen Sie das knusprige Äußere und das zarte Innere dieser geschmackvollen gebackenen Auberginen-Pommes.

Nährwerte (pro Portion):

- Kalorien: 150

- Protein: 7g

- Fett: 4g

- Kohlenhydrate: 25g

- Ballaststoffe: 5 g

Hinweis: Die angegebenen Nährwertangaben sind Richtwerte und können je nach den spezifischen Zutaten und verwendeten Mengen variieren.

Kapitel 6:

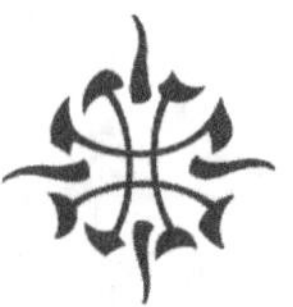

Gemischtes Beerenparfait mit griechischem Joghurt:

Zubereitungszeit: 10 Minuten

Portionen: 2

Zutaten:

- 1 Tasse griechischer Joghurt

- 1 Tasse gemischte Beeren (Erdbeeren, Blaubeeren, Himbeeren)

- 2 Esslöffel Honig oder Ahornsirup (optional)

- 1/4 Tasse Müsli oder zerdrückte Nüsse (optional)

Richtungen:

1. In ein Glas oder Gefäß die Hälfte des griechischen Joghurts auf den Boden schichten.

2. Eine Schicht gemischte Beeren auf den Joghurt geben.

3. Wiederholen Sie die Schichten mit dem restlichen Joghurt und den Beeren.

4. Nach Belieben Honig oder Ahornsirup über das Parfait träufeln.

5. Nach Wunsch mit Müsli oder zerstoßenen Nüssen bestreuen, um die Knusprigkeit zu erhöhen.

6. Sofort servieren und das erfrischende und nahrhafte Beerenparfait genießen.

Schokoladen-Avocado-Mousse:

Zubereitungszeit: 10 Minuten

Abkühlzeit: 1 Stunde

Portionen: 4

Zutaten:

- 2 reife Avocados

- 1/4 Tasse Kakaopulver

- 1/4 Tasse Ahornsirup oder Honig

- 1/4 Tasse Mandelmilch oder eine andere Milch Ihrer Wahl

- 1 Teelöffel Vanilleextrakt

- Prise Salz

- Optionale Toppings: Schlagsahne, geraspelte Schokolade, Beeren

Richtungen:

1. Die Avocados halbieren, den Kern entfernen und das Fruchtfleisch herauslöffeln.

2. In einem Mixer oder einer Küchenmaschine Avocadofleisch, Kakaopulver, Ahornsirup oder Honig, Mandelmilch, Vanilleextrakt und Salz vermischen.

3. Pürieren, bis eine glatte und cremige Masse entsteht, dabei bei Bedarf die Ränder abkratzen.

4. Abschmecken und bei Bedarf die Süße anpassen, indem Sie mehr Ahornsirup oder Honig hinzufügen.

5. Geben Sie die Schokoladen-Avocado-Mousse in Servierschüsseln oder Gläser.

6. Abdecken und mindestens 1 Stunde im Kühlschrank lagern, damit die Mousse abkühlen und fest werden kann.

7. Vor dem Servieren mit Schlagsahne, gehobelter Schokolade oder nach Wunsch mit frischen Beeren belegen.

8. Genießen Sie die reichhaltige und köstliche Schokoladen-Avocado-Mousse als gesündere Alternative zur herkömmlichen Schokoladenmousse.

Gebackene Haferflockenriegel mit Apfel und Zimt:

Zubereitungszeit: 15 Minuten

Kochzeit: 30 Minuten

Portionen: 9 Riegel

Zutaten:

- 2 Tassen altmodische Haferflocken

- 1 Teelöffel Backpulver

- 1/2 Teelöffel gemahlener Zimt

- 1/4 Teelöffel Salz

- 1 Tasse ungesüßtes Apfelmus

- 1/4 Tasse Ahornsirup oder Honig

- 1/4 Tasse Milch (auf Milch- oder Pflanzenbasis)

- 1 Teelöffel Vanilleextrakt

- 1 großer Apfel, geschält und gewürfelt

Richtungen:

1. Heizen Sie den Ofen auf 175 °C (350 °F) vor. Eine 20x20 cm große Auflaufform einfetten oder mit Backpapier auslegen.

2. In einer großen Schüssel Haferflocken, Backpulver, gemahlenen Zimt und Salz vermischen.

3. Apfelmus, Ahornsirup oder Honig, Milch und Vanilleextrakt zu den trockenen Zutaten hinzufügen. Rühren, bis alles gut vermischt ist.

4. Den gewürfelten Apfel unterheben und gleichmäßig in der Mischung verteilen.

5. Die Haferflockenmischung in die vorbereitete Auflaufform füllen und gleichmäßig verteilen.

6. Im vorgeheizten Ofen etwa 30 Minuten backen oder bis die Ränder goldbraun und die Mitte fest sind.

7. Aus dem Ofen nehmen und die gebackenen Haferflocken einige Minuten in der Form abkühlen lassen.

8. In Quadrate oder Riegel schneiden und warm oder bei Zimmertemperatur servieren.

9. Genießen Sie die mit Äpfeln und Zimt gebackenen Haferflockenriegel als köstliches und gesundes Frühstück oder Snack.

Erdbeer-Chia-Samen-Pudding:

Zubereitungszeit: 5 Minuten

Kühlzeit: 4 Stunden oder über Nacht

Portionen: 2

Zutaten:

- 1 Tasse Mandelmilch oder eine andere Milch Ihrer Wahl

- 1/4 Tasse Chiasamen

- 2 Esslöffel Ahornsirup oder Honig

- 1/2 Teelöffel Vanilleextrakt

- 1 Tasse frische Erdbeeren, in Scheiben geschnitten

- Optionale Toppings: zusätzlich geschnittene Erdbeeren, Kokosflocken, gehackte Nüsse

Richtungen:

1. In einer Schüssel Mandelmilch, Chiasamen, Ahornsirup oder Honig und Vanilleextrakt verrühren.

2. Lassen Sie die Mischung einige Minuten ruhen und verquirlen Sie sie dann erneut, um ein Verklumpen der Chiasamen zu verhindern.

3. Decken Sie die Schüssel ab und stellen Sie sie mindestens 4 Stunden oder über Nacht in den Kühlschrank, damit die Chiasamen die Flüssigkeit aufnehmen und eindicken können.

4. Sobald der Chiasamen-Pudding fest geworden ist, rühren Sie ihn gut um, um eventuelle Klumpen aufzulösen.

5. Den Chiasamen-Pudding und die geschnittenen Erdbeeren in Serviergläser oder Gläser schichten.

6. Wiederholen Sie die Schichten, bis alle Zutaten verbraucht sind.

7. Nach Wunsch mit weiteren geschnittenen Erdbeeren, Kokosflocken oder gehackten Nüssen belegen.

8. Gekühlt servieren und den cremig-fruchtigen Erdbeer-Chia-Samen-Pudding genießen.

Mini-Zitronen-Käsekuchen mit Mandelkruste:

Zubereitungszeit: 15 Minuten

Kochzeit: 15 Minuten

Abkühlzeit: 2 Stunden

Portionen: 6 Mini-Käsekuchen

Zutaten:

- 1 Tasse Mandelmehl

- 2 Esslöffel geschmolzenes Kokosöl oder Butter

- 1 Esslöffel Ahornsirup oder Honig

- 1/2 Teelöffel Vanilleextrakt

- Prise Salz

Käsekuchenfüllung:

Zutaten:

- 8 Unzen Frischkäse, weich

- 1/4 Tasse griechischer Joghurt

- 1/4 Tasse Puderzucker

- 1 Esslöffel Zitronenschale

- 2 Esslöffel Zitronensaft

- 1/2 Teelöffel Vanilleextrakt

Richtungen:

1. Heizen Sie den Ofen auf 175 °C (350 °F) vor. Eine Muffinform einfetten oder mit Papierförmchen auslegen.

2. In einer Schüssel Mandelmehl, geschmolzenes Kokosöl oder Butter, Ahornsirup oder Honig, Vanilleextrakt und Salz für die Kruste vermischen.

3. Rühren, bis die Mischung groben Krümeln ähnelt und beim Pressen zusammenklebt.

4. Verteilen Sie die Krustenmischung gleichmäßig auf die vorbereiteten Muffinförmchen und drücken Sie sie fest an, um eine Kruste zu bilden.

5. Backen Sie die Krusten im vorgeheizten Ofen etwa 10–12 Minuten lang oder bis sie goldbraun sind.

6. Aus dem Ofen nehmen und vollständig abkühlen lassen.

7. In einer separaten Schüssel den weichen Frischkäse, griechischen Joghurt, Puderzucker, Zitronenschale, Zitronensaft und Vanilleextrakt für die Käsekuchenfüllung vermischen.

8. Schlagen oder schlagen, bis eine glatte und cremige Masse entsteht.

9. Die Käsekuchenfüllung über die abgekühlten Böden im Muffinblech verteilen und gleichmäßig verteilen.

10. Glätten Sie die Oberfläche mit einem Spatel oder der Rückseite eines Löffels.

11. Decken Sie die Muffinform ab und stellen Sie die Mini-Käsekuchen mindestens 2 Stunden lang oder bis sie fest sind in den Kühlschrank.

12. Sobald die Mini-Käsekuchen abgekühlt und fest geworden sind, aus der Muffinform nehmen und servieren.

13. Optional können Sie mit zusätzlicher Zitronenschale oder einem Klecks Schlagsahne garnieren.

14. Genießen Sie die würzig-cremigen Mini-Zitronen-Käsekuchen mit Mandelkruste als köstliches Dessert.

Bananen-Walnuss-Brotpudding:

Zubereitungszeit: 15 Minuten

Kochzeit: 45 Minuten

Portionen: 6

Zutaten:

- 4 Tassen altbackenes Brot, in Würfel geschnitten

- 2 reife Bananen, zerdrückt

- 1/2 Tasse gehackte Walnüsse

- 2 Tassen Milch

- 1/2 Tasse Kristallzucker

- 4 Eier

- 1 Teelöffel Vanilleextrakt

- 1/2 Teelöffel gemahlener Zimt

- Prise Salz

- Optionale Toppings: Puderzucker, Schlagsahne, Karamellsauce

Richtungen:

1. Heizen Sie den Ofen auf 175 °C (350 °F) vor. Eine Auflaufform einfetten.

2. In einer großen Schüssel die Brotwürfel, das Bananenpüree und die gehackten Walnüsse vermengen.

3. In einer separaten Schüssel Milch, Kristallzucker, Eier, Vanilleextrakt, gemahlenen Zimt und Salz verquirlen.

4. Gießen Sie die Milchmischung über die Brotmischung und rühren Sie, bis alles gut vermischt ist. Stellen Sie dabei sicher, dass alle Brotwürfel eingeweicht sind.

5. Lassen Sie die Mischung etwa 10 Minuten ruhen, damit das Brot die Flüssigkeit aufnehmen kann.

6. Geben Sie die Brot-Pudding-Mischung in die vorbereitete Auflaufform und verteilen Sie sie gleichmäßig.

7. Im vorgeheizten Ofen etwa 45 Minuten backen oder bis die Oberfläche goldbraun ist und der Pudding fest ist.

8. Aus dem Ofen nehmen und einige Minuten abkühlen lassen.

9. Warm oder bei Zimmertemperatur servieren und nach Belieben Puderzucker darüber streuen oder einen Klecks Schlagsahne hinzufügen oder Karamellsauce darüber träufeln.

10. Genießen Sie den wohltuenden und köstlichen Bananen-Walnuss-Brotpudding.

Chia-Pudding mit dunkler Schokolade und Himbeeren:

Zubereitungszeit: 10 Minuten

Kühlzeit: 4 Stunden oder über Nacht

Portionen: 2

Zutaten:

- 1 Tasse Mandelmilch oder eine andere Milch Ihrer Wahl

- 1/4 Tasse Chiasamen

- 2 Esslöffel Kakaopulver

- 2 Esslöffel Ahornsirup oder Honig

- 1/2 Teelöffel Vanilleextrakt

- 1/2 Tasse frische Himbeeren

- Dunkle Schokoladenraspeln zum Garnieren

Richtungen:

1. In einer Schüssel Mandelmilch, Chiasamen, Kakaopulver, Ahornsirup oder Honig und Vanilleextrakt verrühren.

2. Lassen Sie die Mischung einige Minuten ruhen und verquirlen Sie sie dann erneut, um ein Verklumpen der Chiasamen zu verhindern.

3. Decken Sie die Schüssel ab und stellen Sie sie mindestens 4 Stunden oder über Nacht in den Kühlschrank, damit die Chiasamen die Flüssigkeit aufnehmen und eindicken können.

4. Sobald der Chia-Pudding fest geworden ist, rühren Sie ihn gut um, um eventuelle Klumpen aufzulösen.

5. Den Chia-Pudding und die frischen Himbeeren in Serviergläser oder Gläser schichten.

6. Wiederholen Sie die Schichten, bis alle Zutaten verbraucht sind.

7. Mit dunklen Schokoladenraspeln garnieren.

8. Kühl servieren und den reichhaltigen und dekadenten Chia-Pudding mit dunkler Schokolade und Himbeeren genießen.

Gebackene Zimt-Apfel-Chips:

Zubereitungszeit: 10 Minuten

Kochzeit: 2 Stunden

Portionen: 4

Zutaten:

- 2 große Äpfel

- 1 Esslöffel Zitronensaft

- 1 Teelöffel gemahlener Zimt

- 1 Esslöffel Kristallzucker (optional)

Richtungen:

1. Den Backofen auf 200°F (95°C) vorheizen. Ein Backblech mit Backpapier auslegen.

2. Die Äpfel entkernen und in etwa 3 mm dicke Scheiben schneiden.

3. In einer Schüssel die Apfelscheiben mit Zitronensaft vermischen, damit sie nicht braun werden.

4. In einer separaten Schüssel den gemahlenen Zimt und den Kristallzucker (falls verwendet) vermischen.

5. Tauchen Sie jede Apfelscheibe in die Zimt-Zucker-Mischung und bedecken Sie beide Seiten leicht damit.

6. Legen Sie die beschichteten Apfelscheiben in einer Schicht auf das vorbereitete Backblech.

7. Im vorgeheizten Ofen etwa 2 Stunden backen, dabei die Scheiben nach der Hälfte der Zeit wenden.

8. Die Apfelchips sind fertig, wenn sie knusprig und leicht golden sind.

9. Aus dem Ofen nehmen und vollständig abkühlen lassen, damit sie noch knuspriger werden.

10. In einem luftdichten Behälter aufbewahren, damit die Knusprigkeit erhalten bleibt.

11. Genießen Sie die knusprigen und aromatischen gebackenen Zimt-Apfelchips als gesunden Snack.

Griechischer Joghurt und Beereneis am Stiel:

Zubereitungszeit: 5 Minuten

Gefrierzeit: 4 Stunden oder über Nacht

Portionen: 6 Eis am Stiel

Zutaten:

- 1 Tasse griechischer Joghurt

- 1 Tasse gemischte Beeren (Erdbeeren, Blaubeeren, Himbeeren)

- 2 Esslöffel Honig oder Ahornsirup

- 1/2 Teelöffel Vanilleextrakt

Richtungen:

1. In einem Mixer oder einer Küchenmaschine griechischen Joghurt, gemischte Beeren, Honig oder Ahornsirup und Vanilleextrakt vermischen.

2. Mischen, bis alles glatt und gut vermischt ist.

3. Gießen Sie die Mischung in Eis am Stielformen und verteilen Sie sie gleichmäßig auf die Formen.

4. Stecken Sie Eisstiele in jede Form.

5. Stellen Sie die Formen in den Gefrierschrank und gefrieren Sie sie mindestens 4 Stunden oder über Nacht, bis das Eis am Stiel vollständig gefroren ist.

6. Sobald das Eis am Stiel gefroren ist, nehmen Sie es aus den Formen, indem Sie es einige Sekunden lang unter warmes Wasser halten.

7. Sofort servieren und den erfrischenden und cremigen griechischen Joghurt und das Beereneis am Stiel genießen.

Kürbisgewürz-Energiebällchen:

Zubereitungszeit: 15 Minuten

Abkühlzeit: 30 Minuten

Portionen: 12 Energy Balls

Zutaten:

- 1 Tasse Haferflocken

- 1/2 Tasse Kürbispüree

- 1/4 Tasse Mandelbutter oder eine beliebige Nussbutter Ihrer Wahl

- 1/4 Tasse Honig oder Ahornsirup

- 1/4 Tasse Kürbiskerne

- 1/4 Tasse getrocknete Preiselbeeren oder Rosinen

- 1 Teelöffel Kürbisgewürzmischung

- 1/2 Teelöffel Vanilleextrakt

- Prise Salz

- Optional: Kokosraspeln zum Rollen

Richtungen:

1. In einer großen Schüssel Haferflocken, Kürbispüree, Mandelbutter, Honig oder Ahornsirup, Kürbiskerne, getrocknete

Preiselbeeren oder Rosinen, Kürbisgewürzmischung, Vanilleextrakt und Salz vermischen.

2. Gut umrühren, bis alle Zutaten gleichmäßig vermischt sind.

3. Stellen Sie die Mischung etwa 30 Minuten lang in den Kühlschrank, damit sie fester wird.

4. Sobald die Mischung abgekühlt ist, nehmen Sie sie aus dem Kühlschrank.

5. Nehmen Sie kleine Portionen der Mischung und rollen Sie diese mit den Händen zu mundgerechten Kugeln.

6. Wenn Sie möchten, rollen Sie die Energiebällchen für eine zusätzliche Beschichtung in Kokosraspeln.

7. Legen Sie die Energiekugeln auf ein Backblech oder einen Teller und stellen Sie sie weitere 30 Minuten lang in den Kühlschrank, damit sie fest werden.

8. Sobald die Kürbisgewürz-Energiekugeln fest sind, können sie genossen werden.

9. Bewahren Sie sie bis zu einer Woche in einem luftdichten Behälter im Kühlschrank auf.

10. Schnappen Sie sich ein oder zwei, wann immer Sie einen Energieschub oder einen gesunden Snack brauchen.

Blaubeer-Mandelmehl-Pfannkuchen:

Zubereitungszeit: 10 Minuten

Kochzeit: 15 Minuten

Portionen: 4

Zutaten:

- 1 Tasse Mandelmehl

- 2 Esslöffel Kokosmehl

- 1 Teelöffel Backpulver

- 1/4 Teelöffel Salz

- 2 Esslöffel Honig oder Ahornsirup

- 3 große Eier

- 1/2 Tasse Mandelmilch oder eine andere Milch Ihrer Wahl

- 1 Teelöffel Vanilleextrakt

- 1 Tasse frische Blaubeeren

- Kokosöl oder Butter zum Einfetten

Richtungen:

1. In einer Rührschüssel Mandelmehl, Kokosmehl, Backpulver und Salz verrühren.

2. In einer separaten Schüssel Honig oder Ahornsirup, Eier, Mandelmilch und Vanilleextrakt verrühren.

3. Die feuchten Zutaten zu den trockenen Zutaten gießen und verrühren, bis alles gut vermischt ist.

4. Die frischen Blaubeeren vorsichtig unterheben.

5. Lassen Sie den Teig einige Minuten ruhen, damit er eindickt.

6. Erhitzen Sie eine beschichtete Pfanne oder Grillplatte bei mittlerer Hitze und fetten Sie sie leicht mit Kokosöl oder Butter ein.

7. Geben Sie für jeden Pfannkuchen etwa 1/4 Tasse Teig in die Pfanne.

8. Kochen, bis sich auf der Oberfläche Blasen bilden, dann umdrehen und auf der anderen Seite goldbraun backen.

9. Wiederholen Sie den Vorgang mit dem restlichen Teig und geben Sie nach Bedarf mehr Öl oder Butter in die Pfanne.

10. Servieren Sie die Blaubeer- und Mandelmehl-Pfannkuchen mit zusätzlichen frischen Blaubeeren und einem Schuss Honig oder Ahornsirup, falls gewünscht.

11. Genießen Sie die fluffigen und nahrhaften Pfannkuchen für ein köstliches Frühstück oder Brunch.

Mango-Kokos-Chia-Pudding:

Zubereitungszeit: 10 Minuten

Kühlzeit: 4 Stunden oder über Nacht

Portionen: 2

Zutaten:

- 1 Tasse Kokosmilch

- 1/4 Tasse Chiasamen

- 1 Esslöffel Honig oder Ahornsirup

- 1/2 Teelöffel Vanilleextrakt

- 1 reife Mango, gewürfelt

- Kokosraspeln zum Garnieren

Richtungen:

1. In einer Schüssel Kokosmilch, Chiasamen, Honig oder Ahornsirup und Vanilleextrakt verrühren.

2. Lassen Sie die Mischung einige Minuten ruhen und verquirlen Sie sie dann erneut, um ein Verklumpen der Chiasamen zu verhindern.

3. Decken Sie die Schüssel ab und stellen Sie sie mindestens 4 Stunden oder über Nacht in den Kühlschrank, damit die Chiasamen die Flüssigkeit aufnehmen und eindicken können.

4. Sobald der Chia-Pudding fest geworden ist, rühren Sie ihn gut um, um eventuelle Klumpen aufzulösen.

5. Den Chia-Pudding und die gewürfelten Mangos in Serviergläser oder Gläser schichten.

6. Wiederholen Sie die Schichten, bis alle Zutaten verbraucht sind.

7. Mit Kokosraspeln garnieren.

8. Kühl servieren und die tropischen Aromen von Mango und Kokosnuss in diesem erfrischenden Chia-Pudding genießen.

In Schokolade getauchte Erdbeeren:

Zubereitungszeit: 15 Minuten

Abkühlzeit: 30 Minuten

Portionen: Variiert (ca. 12 Erdbeeren)

Zutaten:

- 12 frische Erdbeeren mit Stiel

- 4 Unzen dunkle oder halbsüße Schokolade, gehackt

- Optionale Toppings: Kokosraspeln, gehackte Nüsse, Streusel

Richtungen:

1. Ein Backblech mit Backpapier auslegen.

2. Spülen Sie die Erdbeeren ab und tupfen Sie sie mit einem Papiertuch trocken.

3. In einer mikrowellengeeigneten Schüssel die Schokolade in kurzen Abständen schmelzen und zwischendurch umrühren, bis sie glatt und vollständig geschmolzen ist.

4. Fassen Sie jede Erdbeere am Stiel, tauchen Sie sie in die geschmolzene Schokolade und schwenken Sie sie, um die Erdbeere gleichmäßig zu bedecken.

5. Lassen Sie überschüssige Schokolade abtropfen.

6. Falls gewünscht, wälzen Sie die in Schokolade getauchte Erdbeere in Kokosraspeln, gehackten Nüssen oder Streuseln, bevor die Schokolade fest wird.

7. Legen Sie die eingetauchten Erdbeeren auf das vorbereitete Backblech.

8. Wiederholen Sie den Vorgang mit den restlichen Erdbeeren.

9. Sobald alle Erdbeeren eingetaucht sind, legen Sie das Backblech für etwa 30 Minuten in den Kühlschrank, damit die Schokolade fest werden kann.

10. Sobald die Schokolade fest ist, können die mit Schokolade überzogenen Erdbeeren genossen werden.

11. Servieren Sie sie als süße Leckerei oder als schönes Dessert für besondere Anlässe.

Mandelbutter-Bananen-Eis:

Zubereitungszeit: 5 Minuten

Kühlzeit: 4 Stunden oder über Nacht

Portionen: 2

Zutaten:

- 2 reife Bananen, geschält und in Scheiben geschnitten

- 2 Esslöffel Mandelbutter

- 1/2 Teelöffel Vanilleextrakt

- Optionale Toppings: gehobelte Mandeln, dunkle Schokoladenraspeln, Honig

Richtungen:

1. Legen Sie die geschnittenen Bananen in einen Druckverschlussbeutel oder einen luftdichten Behälter und frieren Sie sie mindestens 4 Stunden oder über Nacht ein.

2. Sobald die Bananen gefroren sind, nehmen Sie sie aus dem Gefrierschrank und lassen Sie sie einige Minuten bei Raumtemperatur stehen, damit sie etwas weicher werden.

3. In einem Mixer oder einer Küchenmaschine die gefrorenen Bananen, Mandelbutter und Vanilleextrakt vermischen.

4. Pürieren Sie alles, bis es glatt und cremig ist, und kratzen Sie die Seiten nach Bedarf ab.

5. Wenn die Mischung zu dick erscheint, können Sie einen Spritzer Mandelmilch oder eine andere Milch Ihrer Wahl hinzufügen, um das Mischen zu erleichtern.

6. Sobald die Mischung glatt und cremig ist, geben Sie sie in einen Behälter und frieren Sie sie für weitere 1–2 Stunden ein, damit sie fester wird.

7. Lassen Sie das Eis vor dem Servieren einige Minuten bei Zimmertemperatur ruhen, damit es etwas weicher wird.

8. Mandelbutter und Bananeneis in Schüsseln oder Tüten füllen.

9. Nach Belieben mit gehobelten Mandeln oder dunklen Schokoladenraspeln bestreuen oder mit Honig beträufeln.

10. Genießen Sie das cremige und natürlich süße Eis aus Bananen und Mandelbutter.

Streuselriegel aus Himbeer- und Mandelmehl:

Zubereitungszeit: 15 Minuten

Kochzeit: 30 Minuten

Portionen: 9 Riegel

Zutaten:

- 1 1/2 Tassen Mandelmehl

- 1/4 Tasse Kokosmehl

- 1/4 Tasse Honig oder Ahornsirup

- 1/4 Teelöffel Salz

- 1/4 Tasse Kokosöl, geschmolzen

- 1 Teelöffel Vanilleextrakt

- 1 Tasse frische oder gefrorene Himbeeren

Richtungen:

1. Heizen Sie den Ofen auf 175 °C (350 °F) vor und legen Sie eine 20 x 20 cm große Auflaufform mit Backpapier aus.

2. In einer Rührschüssel Mandelmehl, Kokosmehl, Honig oder Ahornsirup, Salz, geschmolzenes Kokosöl und Vanilleextrakt vermischen. Gut vermischen, bis die Mischung groben Krümeln ähnelt.

3. Etwa eine halbe Tasse der Krümelmischung für den Belag beiseite stellen.

4. Drücken Sie die restliche Mischung auf den Boden der vorbereiteten Auflaufform, sodass eine gleichmäßige Schicht entsteht.

5. Die Himbeeren gleichmäßig auf der Kruste verteilen.

6. Die zurückbehaltene Krümelmischung über die Himbeeren streuen und leicht andrücken.

7. Im vorgeheizten Ofen 30 Minuten backen oder bis die Ränder goldbraun sind.

8. Aus dem Ofen nehmen und in der Auflaufform vollständig abkühlen lassen.

9. Nach dem Abkühlen die Riegel mithilfe des Backpapiers aus der Form heben und in Quadrate schneiden.

10. Servieren Sie die Streuselriegel aus Himbeer- und Mandelmehl als köstliche Snack- oder Dessertoption. Genießen Sie den süß-säuerlichen Geschmack und die krümelige Konsistenz dieser köstlichen Leckereien.

Zimt-Brataäpfel mit griechischem Joghurt:

Zubereitungszeit: 10 Minuten

Backzeit: 30 Minuten

Portionen: 4

Zutaten:

- 4 Äpfel (z. B. Granny Smith oder Honeycrisp), entkernt und halbiert

- 2 Esslöffel geschmolzene Butter oder Kokosöl

- 2 Esslöffel Honig oder Ahornsirup

- 1 Teelöffel gemahlener Zimt

- 1/4 Teelöffel gemahlene Muskatnuss

- Griechischer Joghurt zum Servieren

Richtungen:

1. Heizen Sie den Ofen auf 190 °C vor und legen Sie eine Auflaufform mit Backpapier aus.

2. In einer kleinen Schüssel geschmolzene Butter oder Kokosöl, Honig oder Ahornsirup, Zimt und Muskatnuss vermischen.

3. Legen Sie die Apfelhälften mit der Schnittfläche nach oben in die vorbereitete Auflaufform.

4. Die Honig-Gewürz-Mischung über die Apfelhälften träufeln und darauf achten, dass sie gleichmäßig bedeckt sind.

5. Im vorgeheizten Ofen etwa 30 Minuten backen oder bis die Äpfel weich und leicht karamellisiert sind.

6. Aus dem Ofen nehmen und die Bratäpfel einige Minuten abkühlen lassen.

7. Servieren Sie die mit Zimt gebackenen Äpfel warm und garnieren Sie sie mit einem Klecks griechischem Joghurt.

8. Genießen Sie dieses wohltuende und gesunde Dessert, das die natürliche Süße von Äpfeln mit aromatischem Zimt und cremigem griechischem Joghurt kombiniert.

Zubereitungszeit: 15 Minuten

Backzeit: 12-15 Minuten

Portionen: 12 Kekse

Zutaten:

- 1/2 Tasse Kokosmehl

- 1/4 Teelöffel Backpulver

- 1/4 Teelöffel Salz

- 1/4 Tasse Kokosöl, geschmolzen

- 1/4 Tasse Honig oder Ahornsirup

- 2 große Eier

- 1 Teelöffel Vanilleextrakt

- 1/2 Tasse dunkle Schokoladenstückchen

Richtungen:

1. Heizen Sie den Ofen auf 175 °C (350 °F) vor und legen Sie ein Backblech mit Backpapier aus.

2. In einer Schüssel Kokosmehl, Backpulver und Salz verrühren.

3. In einer separaten Schüssel das geschmolzene Kokosöl, den Honig oder Ahornsirup, die Eier und den Vanilleextrakt verrühren, bis alles gut vermischt ist.

4. Die feuchten Zutaten zu den trockenen Zutaten geben und verrühren, bis ein dicker Teig entsteht.

5. Die dunklen Schokoladenstückchen unterheben.

6. Lassen Sie den Teig einige Minuten ruhen, damit das Kokosmehl die Feuchtigkeit aufnehmen kann.

7. Mit einem Esslöffel oder einer Keksschaufel runde Teigstücke mit Abstand voneinander auf das vorbereitete Backblech fallen lassen.

8. Drücken Sie jede Teigportion mit der Rückseite eines Löffels oder Ihrer Handfläche leicht flach.

9. Im vorgeheizten Ofen 12-15 Minuten backen oder bis die Ränder goldbraun sind.

10. Nehmen Sie die Kekse aus dem Ofen und lassen Sie sie einige Minuten auf dem Backblech abkühlen, bevor Sie sie zum vollständigen Abkühlen auf einen Rost legen.

11. Sobald die Kokosmehl-Schokoladenkekse abgekühlt sind, können sie genossen werden. Bewahren Sie alle Reste in einem luftdichten Behälter auf.

Pfirsich-Joghurt-Parfait mit Müsli:

Zubereitungszeit: 10 Minuten

Portionen: 2

Zutaten:

- 1 Tasse griechischer Joghurt

- 2 reife Pfirsiche, gewürfelt

- 1/2 Tasse Müsli

- Honig oder Ahornsirup zum Beträufeln (optional)

Richtungen:

1. In zwei Serviergläsern oder Schüsseln den griechischen Joghurt, die Pfirsichwürfel und das Müsli schichten.

2. Wiederholen Sie die Schichten, bis alle Zutaten verbraucht sind.

3. Bei Bedarf Honig oder Ahornsirup über jedes Parfait träufeln.

4. Servieren Sie das Pfirsich-Joghurt-Parfait sofort als nahrhafte und sättigende Frühstücks- oder Snackoption.

5. Genießen Sie die Kombination aus cremigem Joghurt, süßen Pfirsichen und knusprigem Müsli.

Gemischtes Beerensorbet:

Zubereitungszeit: 10 Minuten

Kühlzeit: 4 Stunden oder über Nacht

Portionen: 4

Zutaten:

- 4 Tassen gemischte Beeren (z. B. Erdbeeren, Blaubeeren, Himbeeren)

- 1/4 Tasse Honig oder Ahornsirup

- 1 Esslöffel Zitronensaft

- Frische Minzblätter zum Garnieren (optional)

Richtungen:

1. Geben Sie die gemischten Beeren, den Honig oder Ahornsirup und den Zitronensaft in einen Mixer oder eine Küchenmaschine.

2. Mischen, bis alles glatt und gut vermischt ist.

3. Gießen Sie die Mischung in eine flache Schüssel oder eine Eismaschine.

4. Wenn Sie eine flache Schüssel verwenden, decken Sie diese mit Plastikfolie ab und stellen Sie sie in den Gefrierschrank.

5. Wenn Sie eine Eismaschine verwenden, befolgen Sie die Anweisungen des Herstellers.

6. Wenn Sie eine flache Schüssel verwenden, nehmen Sie diese nach einer Stunde im Gefrierschrank heraus und kratzen und rühren Sie das teilweise gefrorene Sorbet mit einer Gabel ab, um etwaige Eiskristalle aufzubrechen.

7. Wiederholen Sie diesen Vorgang jede Stunde etwa 4 Stunden lang oder bis das Sorbet eine glatte und löffelbare Konsistenz erreicht.

8. Sobald das Sorbet fertig ist, füllen Sie es in Schüsseln oder Gläser.

9. Nach Belieben mit frischen Minzblättern garnieren.

10. Servieren Sie das gemischte Beerensorbet sofort als erfrischendes und fruchtiges Dessert.

Gebackene Donuts mit Kürbisgewürz:

Zubereitungszeit: 15 Minuten

Backzeit: 12-15 Minuten

Portionen: 12 Donuts

Zutaten:

- 1 3/4 Tassen Allzweckmehl

- 1 1/2 Teelöffel Backpulver

- 1/2 Teelöffel Backpulver

- 1/2 Teelöffel Salz

- 1 Teelöffel gemahlener Zimt

- 1/2 Teelöffel gemahlener Ingwer

- 1/4 Teelöffel gemahlene Muskatnuss

- 1/4 Teelöffel gemahlene Nelken

- 1/2 Tasse Kristallzucker

- 1/2 Tasse brauner Zucker

- 1/2 Tasse Kürbispüree

- 1/3 Tasse Pflanzenöl

- 2 große Eier

- 1 Teelöffel Vanilleextrakt

- 1/2 Tasse Milch

Für den Zimt-Zucker-Überzug:

- 1/4 Tasse Kristallzucker

- 1 Teelöffel gemahlener Zimt

- 2 Esslöffel geschmolzene Butter

Richtungen:

1. Heizen Sie den Ofen auf 175 °C (350 °F) vor und fetten Sie eine Donutform ein.

2. In einer mittelgroßen Schüssel Mehl, Backpulver, Natron, Salz, Zimt, Ingwer, Muskatnuss und Nelken verquirlen. Beiseite legen.

3. In einer großen Schüssel Kristallzucker, braunen Zucker, Kürbispüree, Pflanzenöl, Eier, Vanilleextrakt und Milch verrühren, bis alles gut vermischt ist.

4. Geben Sie nach und nach die trockenen Zutaten zu den feuchten Zutaten hinzu und rühren Sie, bis alles gut vermischt ist. Nicht zu viel mischen.

5. Den Teig in einen Spritzbeutel oder einen Druckverschlussbeutel füllen und eine Ecke abschneiden. Geben Sie den Teig in die gefettete Donutform und füllen Sie jeden Hohlraum zu etwa 2/3.

6. Im vorgeheizten Ofen 12–15 Minuten backen oder bis ein in den Donut gesteckter Zahnstocher sauber herauskommt.

7. Nehmen Sie die Donuts aus dem Ofen und lassen Sie sie einige Minuten in der Form abkühlen, bevor Sie sie zum vollständigen Abkühlen auf einen Rost legen.

8. In einer kleinen Schüssel den Kristallzucker und den gemahlenen Zimt für den Zimt-Zucker-Überzug vermischen.

9. Tauchen Sie jeden abgekühlten Donut in die geschmolzene Butter und rollen Sie ihn dann in der Zimt-Zucker-Mischung, bis er bedeckt ist.

10. Legen Sie die beschichteten Donuts wieder auf den Rost, damit die Beschichtung aushärten kann.

11. Servieren Sie die mit Kürbisgewürz gebackenen Donuts als köstlichen Leckerbissen zu einer Tasse Kaffee oder Tee.

12. Genießen Sie die warmen Aromen von Kürbisgewürzen in einem locker gebackenen Donut. Bewahren Sie alle Reste in einem luftdichten Behälter auf.

Kapitel 7:

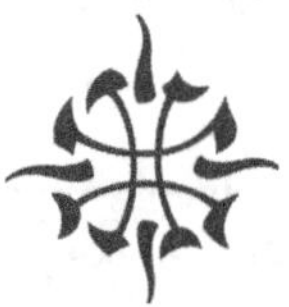

FAZIT UND LETZTE TIPPS

Aufrechterhaltung eines gesunden Lebensstils bei Diabetes:

Das Leben mit Diabetes erfordert einen proaktiven Ansatz für den Umgang mit Ihrer Gesundheit. Hier sind einige wichtige Tipps für die Aufrechterhaltung eines gesunden Lebensstils:

A. Ausgewogene Ernährung: Konzentrieren Sie sich auf eine ausgewogene Ernährung, die Vollkornprodukte, mageres Eiweiß, Obst, Gemüse und gesunde Fette umfasst. Überwachen Sie Ihre Kohlenhydrataufnahme und verteilen Sie sie über den Tag, um den Blutzuckerspiegel zu kontrollieren. Erwägen Sie die Konsultation eines registrierten Ernährungsberaters, der auf Diabetes spezialisiert ist, um eine individuelle Beratung zu erhalten.

B. Portionskontrolle: Achten Sie auf die Portionsgrößen, um zu viel Essen zu vermeiden. Verwenden Sie Messbecher, eine Lebensmittelwaage oder visuelle Hinweise, um sicherzustellen, dass Sie die richtigen Portionen zu sich nehmen.

C. Regelmäßiger Essensplan: Erstellen Sie einen regelmäßigen Essensplan mit einheitlichen Essenszeiten. Dies kann dabei helfen, den Blutzuckerspiegel zu regulieren und starke Spitzen oder Abfälle zu verhindern.

D. Blutzuckerüberwachung: Überwachen Sie regelmäßig Ihren Blutzuckerspiegel und protokollieren Sie Ihre Messwerte. Diese Informationen können Ihnen und Ihrem Gesundheitsteam dabei helfen, fundierte Entscheidungen über Ihr Diabetes-Management zu treffen.

e. Medikamentenmanagement: Nehmen Sie verschriebene Medikamente gemäß den Anweisungen Ihres Arztes ein. Wenn Sie Insulin einnehmen, lernen Sie die richtigen Injektionstechniken und den richtigen Zeitpunkt, um eine optimale Blutzuckerkontrolle aufrechtzuerhalten.

F. Bleiben Sie hydriert: Trinken Sie den ganzen Tag über viel Wasser, um hydriert zu bleiben und die allgemeine Gesundheit zu unterstützen.

G. Stressbewältigung: Finden Sie gesunde Wege, mit Stress umzugehen, indem Sie beispielsweise Entspannungstechniken anwenden, Hobbys nachgehen oder Unterstützung von Freunden, der Familie oder einem Therapeuten suchen. Stress kann den Blutzuckerspiegel beeinflussen, daher ist ein effektiver Umgang mit ihm von entscheidender Bedeutung.

H. Regelmäßige ärztliche Kontrolluntersuchungen: Vereinbaren Sie regelmäßige Kontrolluntersuchungen mit Ihrem Arzt, um Ihr Diabetes-Management zu überwachen, etwaige Komplikationen zu beurteilen und notwendige Anpassungen Ihres Behandlungsplans vorzunehmen.

Integrieren Sie Bewegung in Ihre Routine:

Regelmäßige körperliche Aktivität ist für jeden von Vorteil, auch für Menschen mit Diabetes. So können Sie Bewegung in Ihre Routine integrieren:

A. Konsultieren Sie Ihren Arzt: Bevor Sie mit einem Trainingsprogramm beginnen, wenden Sie sich an Ihren Arzt, um sicherzustellen, dass es sicher und für Ihre Erkrankung geeignet ist.

B. Wählen Sie Aktivitäten, die Ihnen Spaß machen: Finden Sie körperliche Aktivitäten, die Ihnen Spaß machen und bei denen Sie mit größerer Wahrscheinlichkeit bleiben werden. Dazu kann Gehen, Schwimmen, Radfahren, Tanzen oder die Teilnahme an Gruppenfitnesskursen gehören.

C. Beginnen Sie langsam: Wenn Sie zum ersten Mal Sport treiben oder eine Weile inaktiv waren, beginnen Sie mit Aktivitäten mit geringer Belastung und steigern Sie die Intensität und Dauer im Laufe der Zeit schrittweise.

D. Konstanz anstreben: Streben Sie mindestens 150 Minuten Aerobic-Training mittlerer Intensität pro Woche an, verteilt auf mehrere Tage. Integrieren Sie außerdem mindestens zweimal pro Woche Krafttraining, um Muskeln aufzubauen und die Insulinsensitivität zu verbessern.

e. Überwachen Sie den Blutzuckerspiegel: Überprüfen Sie Ihren Blutzuckerspiegel vor, während und nach dem Training, um zu verstehen, wie Ihr Körper reagiert. Diese Informationen können Ihnen dabei helfen, Ihre Medikamente, Kohlenhydrataufnahme oder Trainingsdauer anzupassen, um einen stabilen Blutzuckerspiegel aufrechtzuerhalten.

F. Bleiben Sie hydriert: Trinken Sie vor, während und nach dem Training Wasser, um hydriert zu bleiben.

G. Nehmen Sie einen Snack mit: Wenn Sie zu Hypoglykämie (niedrigem Blutzucker) neigen, nehmen Sie einen schnell wirkenden Kohlenhydrat-Snack mit, z. B. Glukosetabletten oder Fruchtsaft, für den Fall, dass Ihr Blutzucker während des Trainings sinkt.

H. Tragen Sie geeignetes Schuhwerk: Wählen Sie stützendes und bequemes Schuhwerk, um Ihre Füße bei körperlicher Aktivität zu schützen.

ich. Hören Sie auf Ihren Körper: Achten Sie darauf, wie Sie sich während und nach dem Training fühlen. Wenn bei Ihnen ungewöhnliche Symptome oder Beschwerden auftreten, wenden Sie sich an Ihren Arzt.

Abschließende Gedanken und Ermutigung:

Das Leben mit Diabetes erfordert kontinuierliches Engagement und Anstrengung, aber es ist wichtig, sich daran zu erinnern, dass Sie nicht allein sind. Wenden Sie sich an Ihr Gesundheitsteam, um Anleitung, Unterstützung und individuelle Beratung zu erhalten. Durch proaktive Schritte zur Behandlung Ihres Diabetes durch einen gesunden Lebensstil, regelmäßige Bewegung und fortlaufende Aufklärung können Sie ein erfülltes Leben führen und gleichzeitig Ihren Blutzuckerspiegel unter Kontrolle halten. Denken Sie daran, Ihre Erfolge zu feiern, positiv zu bleiben und sich bei Bedarf Unterstützung zu holen. Mit dem richtigen Ansatz und der richtigen Unterstützung können Sie bei der Behandlung von Diabetes erfolgreich sein und eine gute Lebensqualität bewahren. Bleiben Sie motiviert, bleiben Sie informiert und zögern Sie nicht, bei Bedarf um Hilfe zu bitten. Du hast das!